时借
光来
的

Borrowed Time

SUE
ARMSTRONG

[英]
苏·阿姆斯特朗————著

陈友勋————译

THE SCIENCE
OF HOW
AND WHY WE AGE

关于我们如何
以及为何变老的科学

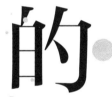

U0397776

上海教育出版社
SHANGHAI EDUCATIONAL
PUBLISHING HOUSE

图书在版编目（CIP）数据

借来的时光：关于我们如何以及为何变老的科学 /
(英) 苏·阿姆斯特朗著；陈友勋译. –
上海：上海教育出版社，2021.10

ISBN 978-7-5720-1109-2

Ⅰ.①借… Ⅱ.①苏… ②陈… Ⅲ.①衰老—人体生理学—研究
Ⅳ.①R339.3

中国版本图书馆CIP数据核字(2021)第184982号

上海市版权局著作权合同登记字号
图字09-2021-0750号

责任编辑　林凡凡
封面设计　人马艺术设计·储平

借来的时光：关于我们如何以及为何变老的科学
Jielai de Shiguang: Guanyu Women Ruhe yiji Weihe Bianlao de Kexue
［英］苏·阿姆斯特朗 著　陈友勋 译

出版发行　上海教育出版社有限公司
官　　网　www.seph.com.cn
地　　址　上海永福路123号
邮　　编　200031
印　　刷　上海盛通时代印刷有限公司
开　　本　890×1240　1/32　印张9.875
字　　数　211千字
版　　次　2021年10月第1版
印　　次　2021年10月第1次印刷
书　　号　ISBN 978-7-5720-1109-2/ K·0868
定　　价　58.00元

如发现质量问题，读者可向本社调换　电话：021-64377165

谨以此书献给我的两位姐姐——

简（Jane）和朱莉（Julie）：

我能走到今天，多亏了一路上有你们相伴。

同时此书也要献给与我中途相遇的弗雷德（Fred）。

大自然像继母一样生性吝啬，从来不愿多给人类一丝光阴，因此我们所有人大多数时候都是生活在借来的时光里。

——布莱恩·阿普尔亚德（Bryan Appleyard）

目录

Contents

前　言

想想看：格陵兰鲨鱼能活 400 多年，并且在生命终结之前，它们一直都活得健健康康。或者再看看另一个例子：有一种生活在地中海和日本周围海洋中的水母，它们能无数次地返老还童并重新长大成年。也就是说，它从生物学的角度已经达到了永生状态。水螅也是如此，我们许多人在第一堂生物课上用显微镜观察池塘水滴时就已经熟悉了这种生物：它的身体完全由永远不会死亡的干细胞组成，所以从母体切下任意一小块，都可以再生出一个全新的水螅个体。后两种生物似乎天生就可以拥有永恒的青春和活力——我们任何人都可以确信，它们的生命从来不会因为衰老而宣告终结。

几个世纪以来，生物体，尤其是我们人类，究竟是如何以及为何而走向衰老的？这个问题一直让科学家们头疼不已，并且至今也莫衷一是。其间涌现出无数针锋相对的理论，既有人相信"一次性躯体"（disposable soma）理论（其基本观点是：一旦我们过了生育年龄，大自然就觉得我们失去了利用价值，因此没有赋予我们足够优秀的维护和保养系统来让我们长生不老），认为衰老是所有生物的固有现象；也有人认为衰老就像汽车生锈或帆布帐篷变旧褪色一样，是一种正常的磨损和消耗；还有人认为这是因为衡量细胞分裂寿命的端粒随着时间的流逝而不断缩短；此外也有人坚持衰老和死亡是由基因编码来加以控制的。但是越来越多德高望重的科学家倾向于认为：衰老是一种疾病，因此我们可以采取措施对其进行干预和治疗。其中有些人甚至认为衰老可以"治愈"，这样我们也就有可能长生不老。

　　我发现最后这种想法使得人类对"长生不老"一直孜孜以求，甚至于有时会走火入魔，所以我打算在本书行文伊始就对其展开讨论。当初，尽管人类头上还笼罩着一团巨大的疑云，但既然我已经订了机票要去加利福尼亚（还有别的地方可供选择吗？）与一群科学家会面，那我就决定自己非但不能半途而废，还要高高兴兴地前去赴约，并在和一些从事衰老研究（或所谓的老年学）的领军人物交谈之后做出自己的判断。我想起自己第一次对一个科学家进行采访时的情况。当时，我问他对某些同人认为人类马上有可能突破寿命限制，最长能活到150岁、500岁甚至1000岁有什么看法，他的回答是："这些人肯定脑子进水了。"采访结束后，他还要去参加另一场会议。但在走之前，他向我打趣道："当你步入那彼岸的福地乐土时，别忘了给我寄一张明信片！"

我对此只能报以大笑，从而帮助自己恢复对研究项目的信心，并让我能够抖擞精神，斗志昂扬地继续研究下去。在研究过程当中，我遇到了一些有趣的人物，和他们进行了颇有意义的交流辩论，这也使我认识到自身还存在一些偏见，因为我怀疑自己和大多数人一样，想当然地认为衰老是一个不可避免的生物过程，人类即使不欢迎它的存在，也只能接受和容忍。但事实上，步入老年是造成许多不良症状的最大单一风险因素，这些症状包括从关节僵硬、骨骼变薄、精力衰退到心力衰竭、癌症、中风、痴呆，以及听力和视力的持续丧失。

这一无可辩驳的事实使得探究我们身体退化的原因和方式，以及我们是否能够干预这一过程成为一个非常有价值的研究项目，因为世界人口老龄化已经像气候变化一样，成为 21 世纪面临的最大挑战之一。它对社会的各个方面都产生了影响，从如何管理我们的经济、如何提供商品和服务满足每个人的需求，到我们的工作生活、政治形势、代际关系以及家庭琐事在内，概莫能外。

过去几代人面临的主要健康威胁来自传染病和寄生虫病，但随着我们在与这两种疾病做斗争的过程中逐渐赢得胜利，全球人口在出生时的预期寿命已经从 1955 年的 48 岁上升到今天的 71 岁以上。当然，各国人口之间以及每个国家内部人口之间的寿命差异还是很大。但是最能说明问题的是人口构成的变化。现在，全世界 65 岁以上的人口数量在人类历史上第一次超过了 5 岁以下的人口数量，预计到 2050 年老年人口的数量将达到非常年轻的人口数量的两倍。事实上，世界人口中增长最快的部分就是老年人，其中不小于 85 岁的人口比例预计在 2005 — 2030 年将增加 150% 以上。相比之下，65 岁以上人口的比例上升幅度为 104%，而此年龄阶段以下的人口上升比例仅为 25%。到 21 世纪中叶，100 岁以上的人口预计将达到 2010 年的 10 倍左右。

目前最大的问题是：当我们达到这样的高龄时，生活会变成什么样子？无论一个人的人生观是多么积极和富有哲理，但我们都不能忽视这样一个事实：对我们太多人而言，老年生活意味着一段令人不快的、不够体面的、漫长的经历。如今，英国一个 5 岁的女孩可以活到 80 多岁。但有证据表明，她在生命中的最后 19 年或 20 年中可能会受到健康欠佳的困扰。相比之下，对于同一时期出生的男孩来说，虽然他的预期寿命不到 80 岁，但其"健康寿命"可以达到 63 岁。

在 2014 年撰写的一篇具有争议的文章当中，美国肿瘤学家伊齐基尔·伊曼纽尔（Ezekiel Emanuel）解释了他希望自己在 75 岁就去世的原因。他回顾了这方面的研究证据，并同意南加州大学老年学专家艾琳·克里明斯（Eileen Crimmins）的观点："在过去的 50 年里，医疗保健并没有像减缓死亡过程那样减缓衰老过程。"

* * *

现在我早已年过花甲，每天仍然在主流生活中忙碌不停，然而当我早上起床或连续开车几个小时之后下地行走时，身上的关节嘎吱作响，不断地提醒着我，衰老正不可抗拒地向我袭来。当我来回走动伸展僵硬的四肢时，我心里想：哦，我这样做就像给自行车喷点油一样，可以让齿轮保持平稳运转！即使我以后不会暴病身亡，但我也从母亲身上看到了自己将来的生活状况。我的母亲在90岁之前，一直健康积极、充满活力，然而在那之后的几年时间里，我看着她失去了视力、听觉、心爱的生活伴侣和大部分朋友，直至最后神志不清。在她生命的最后几年，我和我的两个妹妹偶尔会陪她坐在一起，但我无法接受母亲那曾经充满活力的灵魂，如今就像囚鸟一样被困在她身体所形成的破败牢笼里，虽然偶尔也会痛苦地拍打着翅膀企图飞走，但总是撞在摇摇欲坠的墙壁上面，失去了逃脱的机会。"我受够了这样的生活，为什么我非得这样苟延残喘地活着？"母亲在清醒一些的时候，会悲伤地发出疑问。随着岁月的流逝，这个问题变得越来越亟待解决，我们越来越不能对自己将来必须面临的漫长衰老经历视而不见。

但是，如果我们发现这些老年疾病背后隐藏着一些共同机制，那情况又会如何呢？我们是否可以对这些致病机制采取措施修修补补，以防止或推迟出现这样的悲惨情况，从而让我们直到步入生命的终点，都可以保持一种健康、活跃和独立的生活状态？这才是研究老年学的真正希望所在。然而，这一希望却淹没在"永生主义者"（immortalists）和"超人类主义者"（transhumanists）大肆宣扬的一大堆稀奇古怪的说法当中。他们一心追求尽可能长寿，甚至希望逃过死神的魔爪。虽然我们也得承认，他们里面也的确出现了一些真正厉害的科学家。媒体被这些光怪陆离的前景描述所迷惑，以至于公众对于"老年学"（gerontology）——其最新的术语是

"老年科学"（geroscience）——所展开的讨论往往在这里被卡住。尽管每个人都能一眼看出危机何在，但科学家在研究和修补与衰老相关疾病的根源方面所取得的真正进展却被人忽视了：英国国民健康服务体系（National Health Service，NHS）陷入崩溃，关于谁应该支付老年人的护理费用以及如何支付这笔费用的争论让人们变得怒气冲冲。

2017年6月，在纽约举行的老龄化会议上，布莱顿大学生物老年学教授理查德·法拉格（Richard Faragher）突然在他身后的屏幕上打开了一张幻灯片。"这不是视力测试。"他打趣道，因为幻灯片上显示的是5个柱状图，它们的高度从左到右依次递减。其中，最高的柱状图下面标有文字说明："7150亿英镑：英国财政预算。"下一个柱状图下方是"1060亿英镑：国民健康服务体系"。接下来的柱状图下方是"420亿英镑：用于65岁及以上的人群"。再后面一个柱状图下方是"100亿英镑：科学预算"。没人能看清最后一个柱状图，因为它和一个句号差不多大小。于是理查德告诉大家："这笔拨付经费，是用于对导致衰老的基本生理原因展开研究。""只有2亿英镑。真是见鬼，3次预算拨款都是这样。"换句话说，我们对于这些耗费了国民健康服务体系中近一半预算的衰老疾病的共同原因，几乎没有拨出经费来做专门研究。

但本书不会专注于讨论关于人口衰老的政治问题，甚至不会专注于讨论老年科学中更荒谬的其他方面。市面上已经出版了很多优秀的书籍，专门讨论"我们能活到150岁、500岁、1000岁或者更久吗"以及"我们是否愿意活得这么久"之类的问题。在本书中，我将关注人体内部，因为我在冈瑟·冯·哈根斯（Gunther von Hagens）的"人体世界"（Body Worlds）展览所摆出的陈列柜中，通过显微镜看到了一个萎缩的、松弛的老年人大脑。我看到那些处于高倍放大状态的衰老的免疫细胞，它们失去了卫星导航系统（GPS），正醉醺醺地向一个受伤的地方走去；此外还有一些破旧老化的血管，形如腐烂的内裤松紧带。这些都是隐藏于我们身体深处的衰老图像，它们正在向全身各处蔓延。但是产生这些效果的作用机制是什么呢？在这本书中，我从冯·哈根斯的展览中获得启发，将剥下皮肤（比喻性的说法），分离出筋腱、肌肉、骨骼和器官，研究我们的皮肤为何以及如何起皱，头发为何以及如何变白，伤口愈合时间为何以及如何比我们小时候长得多……回答为什么我们在骑自行车和徒步旅行中越来越落后于团队中的其他成员，以及为什么在交谈的关键时刻我们会出现话到嘴边又忘记的现象。

科学家总是被强烈的好奇心所驱使，去解释周围环境以及我们的内心世界，他们这么做如果没有别的目标，就是为了增加人类知识的总和。但是对许多研究衰老的科学家来说，还有一种更迫切的任务。汤姆·柯克伍德（Tom Kirkwood）自 20 世纪 70 年代初就从事这一领域的工作，他说，衰老"是一个根本性的重要过程，支撑着地球上规模最大的一种社会变革"。他和自己在这一领域工作的其他同事一致坚信，他们的研究是拯救社会免于高昂医疗费用的关键所在，也是拯救人类个体免于在晚年经历可怕而又漫长的屈辱折磨的关键所在。

"我觉得自己每天都在抢救溺水的人们，"一名在英国国家健康服务体系一线工作的医生如此哀叹道，"我尽可能拯救更多的病人，但他们总是不断地涌进来。这实在太累了。最终弄得你只想走出工作场所，然后逆流而上，去阻止那个不断把他们推过来的混账家伙。"这其实既是衰老科学的奋斗目标，也是本书的写作内容。但本书推出的是一个宏大的主题，其中每一章本身展开后都能写成一整本著作，因此我在此最多只能挂一漏万地介绍一些最有趣、最重要的话题，让更多人对将来如何真实地过上一种更健康的晚年生活产生兴趣。在世界各地的实验室里，生物组织的衰老过程已经得以延缓，许多生物的寿命已经得到延长，并且往往是大幅度的延长。生物学清楚地告诉我们，对于延缓和改善必然发生的衰老过程，我们可以做的工作很多。

第 1 章

什么是衰老?

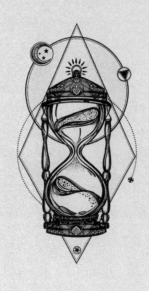

生命在于运动，并且永无止息。我们的身体为了回应来自身体内外的刺激，总在不停变化。"这种变化始于受孕之初，并且一直持续，也就意味着，"生物学家理查德·沃克（Richard Walker）指出，"衰老——死亡的种子——从我们被赋予生命的那一刻起就植入了我们每个人的体内。"沃克在他的著作《为什么我们会衰老：洞察变老的原因》（*Why We Age:Insight into the Cause of Growing Old*）中回忆自己成长于 20 世纪五六十年代的美国，当时他也是一个充满激情的嬉皮士，心怀理想，追求自由和人生乐趣。但和大多数同龄人不一样的是，他对衰老怀着深深的恐惧，甚至可以说是对衰老产生了一种怨恨之情。他写道："青年时代最伟大的奇迹之一是：世上无难事，只怕有心人。你相信自己可以做到任何想做的事情。所以有一天晚上，当我开着那辆经典的 1954 年版名爵轿车，浑身上下、自内而外都洋溢着青春的活力时，我决定要找出治疗衰老的方法。"

但当时的问题和现在的问题一样，那就是：在什么阶段，我们身体中的持续变化不再具有建设性（推动组织和器官走向成熟并获得最佳功能，让机体与环境之间逐渐实现协同），而是开始具有破坏性？换句话说，什么是衰老？

一位老年学专家说："衰老是有害变化的普遍性、渐进性和内在性积累。"另一名专家认为，"衰老是我们身体健康维护系统的逐渐失效"。还有专家指出，"衰老是一种疾病。或者，只要你愿意，也可以将其视为一种疾病超级综合征"。"我认为随着时间的推移，机体损害才是造成衰老的真正原因。""它是生物体从内至外的死亡。"

因为人们对于衰老何时开始、如何发生以及为什么会发生并没有达成共识或形成明确定义，所以研究这一过程的科学家只能像在雾中进行移动打靶一样，试图根据眼前正在进行的游戏反推隐藏其后的规则。因此，出现后面这种现象也就不足为奇了：应对衰老所带来的灾难时一直专注于应对那些显而易见病理明确的疾病，如癌症、心力衰竭和痴呆症。不要说在大众心目中，就是在医学培训领域也找不到任何证据，可以表明人们认为衰老本身可能是一个需要讨论的问题，即意识到这些疾病本身只是症状而已，属于生命这场对弈的残局。虽然意识到衰老仅仅是一种自然过程，只要我们没有过早夭折，它就必然会发生在我们所有人身上，然而这并不意味着衰老就是一种健康表现，或是一种无可挽回的生物过程。

生活在公元前 4 世纪的希腊哲学家和科学家亚里士多德认为，衰老是内脏逐渐冷却的结果，换句话说，是某种在体内燃烧的火焰熄灭而产生的后果。在中国古代，人们认为衰老是储存在肾脏中维持所有身体功能的元气失衡或流失所致，这就是构成今天中医理论的基础。中医利用针灸、食补和药补相结合来恢复身体的阴阳（分别代表被动、主动两种生命力量）平衡，从而保持人体的青春和健康。所以，今天的各种练习，包括瑜伽、冥想、香油按摩以及饮用凉茶，都源于印度用以抵御时间侵蚀的古老信仰和习俗。

第一个现代衰老理论是由奥古斯特·魏斯曼（August Weismann）在 19 世纪末提出的，他是德国生物学家，一些人认为他是那个时代最重要的进化思想家之一。简而言之，魏斯曼认为，我们的机体不可能无限期地承受日常生活中持续不断的冲击和伤害，而大自然对此提出的解决方案是用新的、未受损伤的机体来代替旧的、已经磨损的机体。魏斯曼提出了这样一种观点：性状的遗传是通过"不朽"的生殖细胞（精子和卵子）进行传递的，而构成身体的细胞，也就是体细胞，由于承受着生活的各种冲击和伤害，寿命自然有限。因此，一旦身体成熟并获得繁殖能力，体细胞的功能就开始衰退。

魏斯曼最初认为衰老和死亡是受程序控制的，也就是说：自然进化选择了一种死亡机制，一旦生物完成了传递生命的主要目的，就可以将其中受损的个体移除，从而防止它们与后代争夺空间和资源。他在 1889 年写道："磨损的个体不仅对自己的物种毫无价值，甚至还会产生负面作用，因为它们占据着原本可以属于健康个体的位置。"尽管"具有目的的程序性死亡理论"（the theory of purposeful, programmed death）将永远与他的名字联系在一起，但事实上随着年龄的增长，魏斯曼已经开始对自己的理论产生怀疑。于是后来他修改了自己的观点，认为衰老的个体不像他最初认为的那样属于累赘，并且它们对物种的影响是中性的。毕竟，衰老和死亡可能不是受程序控制的，而是身体以自己的速度耗尽了精力，逐渐走向衰弱而已。

　　进化思想在早期的衰老研究中属于主流，并继续为今天衰老科学中的许多理论提供参考框架。1952 年，因在免疫系统和移植排斥方面所做出的贡献而获得 1960 年诺贝尔奖的英国生物学家彼得·梅达瓦尔（Peter Medawar）写了一篇论文，阐述了他关于为什么人类的身体机能会随着年龄增长而恶化的理论。进化是卵子和精子发生随机突变的结果。亿万年来，那些让我们受益、增强我们生殖能力的基因突变，能够在我们的物种中保存下来，而那些让我们变得衰弱、增加我们在成年前死亡的概率，或让我们在繁育大量后代后很快死去的基因突变，将会在进化的过程中消失。然而，基因并不都是在生命的同一阶段得以表达。据梅达瓦尔推断，基因有可能已经发生突变，但一直等到后来，甚至可能超过生育年龄，才显示出不良影响。基因突变在生命中表达得越晚，自然选择就越难以将其消除，因此梅达瓦尔将生殖后期（post-reproductive period）称为"基因垃圾箱"。梅达瓦尔认为，在这个基因垃圾箱中积累起来并且表达很晚的有害突变，是造成生物衰老的驱动因素。这种有害垃圾箱基因的极端代表是亨廷顿舞蹈症（Huntington's disease）和家族性阿尔茨海默病（familial Alzheimer's disease），这两种疾病都会让大脑出现致命退化，而这种退化通常在晚年才会发生。

　　在梅达瓦尔发表论文仅仅 5 年后，即 1957 年，美国进化生物学家乔治·威廉斯（George Williams）针对这一理论提出了一个更深刻、更复杂的版本。一个基因可以在体内产生多重效应，这取决于它在何时何地得以表达，而这种现象被称为"（基因）多效性"（pleiotropy）。基因的这种多效性有助于解释为什么像我们这样复杂的生物只由大约 2 万个基因产生，而这一数字几乎不比生物学实验室中作为标准生物而大受欢迎的微小蠕虫——秀丽隐杆线虫（Caenorhabditis elegans）——身上的基因数量更多。

威廉斯认为，在生命早期产生有益影响的基因突变可能在生命后期产生有害影响，他称之为"拮抗多效性"（antagonistic pleiotropy），这是一种让人讨厌的生物学术语，并且无法避免，因为它在老年学研究中随处可见。正如梅达瓦尔的"突变积累"（mutation accumulation）理论一样，突变产生的有害影响可能会避开自然选择的力量，因为它们不会损害生物的繁殖能力。或者，正如威廉斯自己所说的那样："自然选择往往会把年轻时的活力最大化地发挥，甚至不惜以牺牲以后生活中的活力为代价，于是在生物的成年生活中会出现活力衰退（衰老）的趋势。"因此，一些人更形象地将他的这种理论称为"提前透支理论"（pay later theory）也就不足为奇了。

威廉斯举了两个生动的例子来说明自己的想法。一种是血液中循环的钙。当你年轻的时候，你需要自由地吸收钙质，以此形成和重塑身体的骨骼，并且快速地修补断裂的骨头，这样你的身体就不会出现残疾或变得脆弱。这对保障我们身为狩猎－采集者的祖先的生存至关重要。然而，如果你活到了 65 岁或 70 岁（这在现代以前是人类很少能够达到的高龄），血液中的钙质就开始沉淀在血管里面，造成动脉硬化，而这是一种典型的老年疾病。但是这对于进化过程并无影响，因为你有了自己的孩子，已经为这个物种尽了自己的一分力量。

威廉斯喜欢举的另一个例子是睾丸激素，这是负责前列腺生长的性激素。前列腺是位于阴茎底部的一种腺体，通过提供液体来保护和滋养精子。刺激睾丸激素过量生产的基因变异也会刺激前列腺的过度生长，而这对于年轻男性来说，可能增加他们的性冲动和繁殖后代的成功率，从而在自然选择中占据优势。但前列腺增生经常给老年人带来问题，其中最常见的是导致他们排尿困难，因为它给膀胱以及从膀胱出来的管道带来压力。此外，由于错误会在细胞的不断分裂中累积起来，它还可能造成前列腺癌。

我们快进 20 年到 20 世纪 70 年代末。此时，从事血液疾病医学研究的数学家汤姆·柯克伍德正在思考实验室器皿中细胞分裂的一个奥秘，即细胞会不可避免地变老，并在经过一段时间之后死亡。这种兴趣是他在工作中与分子生物学家罗宾·霍利迪（Robin Holliday）的一次偶然会面激发出来的。当时，罗宾想请他帮助模拟在父细胞和子细胞之间复制 DNA 的过程中，错误是如何累积起来的。难道这是解决人类衰老问题的关键吗？虽然衰老现象远远超出了柯克伍德平常对血液的研究范围，但他仍然对此着迷。在闲暇之时，他围绕这一主题进行阅读并熟悉了奥古斯特·魏斯曼的思想。当柯克伍德对此考虑成熟之后，他以魏斯曼对细胞的分类［将其分为永生的生殖细胞（精子和卵子）及寿命有限的体细胞］

为基础，创建出自己的一套衰老理论。1977 年，柯克伍德在《自然》杂志上发表了他的"关于衰老的一次性躯体理论"（disposable soma theory of ageing）。

简而言之，他的思路是这样的：对于一个生活在自然界中的生物来说，尽管存在各种各样的危险，但它最重要的考虑（如果你愿意的话，也可以将其称为生物学上的当务之急）是如何生活足够长的时间，从而繁殖和培育后代，使其成为独立个体。在细胞不断分裂的过程中对它们进行维护，以确保它们精确无误地进行分裂，需要投入大量的精力；在资源有限或食物难得的环境中，最大程度地投资于维持和延续生命的生殖细胞应当才算明智之举，而不是将其浪费于维护体细胞（身体），因为后者只需要存活到能够成功地繁殖下一代即可。

概括说来，让细胞永生在生物学上代价极其高昂。如果生物体迟早会因极度冷漠的世界中的意外事故、疾病瘟疫或掠夺战争而凋亡，那有什么必要费心去干涉呢？自然选择只关心物种的延续，而不是个体的存活。因此，柯克伍德解释说，这就是为什么只有我们的生殖细胞这种生命的坩埚才会永生不朽，而我们的身体则是"一次性的"。由于缺乏对维护机能的投资，身体才会逐渐老化。

* * *

我第一次见到汤姆·柯克伍德是在 20 世纪 90 年代，当时我正在为英国广播公司制作一部关于衰老现象的纪录片。因此，在

2017 年 2 月一个清爽的早晨，我从爱丁堡的家乡乘火车前往他在纽卡斯尔的办公室，期待了解更多关于一次性躯体理论的信息，即他是如何想出这个理论的，以及它是否经得起时间的考验。

柯克伍德举止文静。当他以一种缓慢而沉稳的方式说话时，他的眼睛在金属框眼镜后面会直盯着你，从而吸引住听众的注意力。他出生在南非。他的祖父在约翰堡东部的一个金矿工作，挣一份微薄的薪水，而他的父亲虽然 14 岁就辍学，却能够自学成才。柯克伍德的父母在第二次世界大战期间相遇，当时他在罗得西亚长大的母亲自愿在内罗毕的一家军队医院当护士，而他的父亲则因患上疟疾而从埃及前线被送往这家医院进行治疗。战争期间的经历给老柯克伍德造成了很大影响，他积极关注南非国内的种族关系问题，并抵制 1947 年上台的南非国民党政府，因为正是该政府于次年在南非开始了臭名昭著的种族隔离政策。1955 年，老柯克伍德举家迁往英国，在那里他被任命为牛津大学首任种族关系教授。

"五十年代的牛津真是个可爱的地方，"柯克伍德回忆说，"我们在大学里有一所房子，那是一座摇摇欲坠的维多利亚式牧师住宅。这个家中有 6 个孩子，并且总是向外人敞开大门。我父亲的朋友和同事来自世界各地，但他的专业是非洲研究，所以我们有很多客人来自非洲地区，而这些人后来成了新独立的前英联邦国家的首脑人物。所以这是一个思想开放的家庭，总是充满了各种讨论和新鲜的想法。"

尽管柯克伍德在剑桥大学获得了数学学位，但他一直对生物学感兴趣，这种兴趣是在他成长过程中长期生活在南部非洲的空旷原野里培养出来的。此外，他对衰老现象怀有兴趣并不让人感到奇怪，因为来自数学和生物学的方法在研究衰老的深层奥秘时可以形成互补。"我记得非常清楚，我是如何突然意识到过去几年（和罗宾·霍利迪一起）做的工作所具有的重要意义的，"他一边回忆一边笑着说道，"那是在 1977 年 2 月，一个寒冷的冬夜，我正躺在浴缸里沉思，突然脑海中灵光一现：当然，这项工作表明，如果你在抑制错误方面投入足够的精力，就可以避免把错误遗传下去。"

柯克伍德也一直在思考奥古斯特·魏斯曼提到的关于卵细胞和体细胞之间的区别。在 2 月的那个晚上，他躺在浴缸里，突然意识到可以如何把这两种思路结合起来。"值得在生殖细胞中投入（高质量的错误抑制技术）。事实上，你必须对生殖细胞做这样的工作……如果你没有进化到可以对生殖细胞做这项工作，我们今天就不会在这里进行讨论了。"他解释说，"但是对于身体的其他细胞而言，这样做可能代价过于昂贵。绝大多数野生动物会早早死去，它们很少能活到衰老本身可以成为一个问题的年龄阶段。在这种情况下，你所需要的只是进行足够的维护来保持身体的良好状态（直到它可以进行繁殖为止）。"

这就是诞生一次性躯体理论的种子。兴奋之余，柯克伍德走出浴室，在一张纸上匆匆记下了自己的想法，以免第二天去瑞典出差时会想不起来。回来之后，他开始对它进行仔细研究，然后写成一篇科学论文，正式向世界提出一种新的理论。他解释说："我对科学如此陌生，而且我还没有经过传统的科学训练。所以我想让这方面的专家泰斗们来对它进行评判。让他们一口断定，我这样想简直是发疯了，或者告诉我这一切以前都有人做过！"他就自己的这种想法向罗宾·霍利迪请教过，也请教了莱斯利·欧格尔（Leslie Orgel），一位以生命起源理论而闻名于世的英国化学家。此外，柯克伍德还请教了约翰·梅纳德·史密斯（John Maynard Smith），他认为此人是"当代最伟大的进化生物学家"，在这之前他俩已经有过一些接触。

"他们都非常赞同这种想法，于是我在 1977 年将其出版，而人们对它的反应非常有趣。"柯克伍德说，"几年之后，我在美国第一次参加关于衰老问题的国际会议。一个美国老年学家在酒吧里喝得有点儿醉醺醺的，他戳了戳我的胸膛说：'汤姆，你在《自然》杂志上发表的论文，几个月前我就和学生们在自己的医学期刊联谊会¹里讨论过。拜读大作之后，我们被逗得大笑不止，好几年来我们还是头一次遇到这么可笑的论文！'由此看来，这种想法在短期之内不容易被人接受……"

然而柯克伍德的理论回避了一个显而易见的问题：如果衰老和死亡是生物固有的淘汰机制（一种选择策略，对维持体细胞进行的投资只足以确保下一代有很好的出生机会）所导致的后果，那长寿物种会比短命物种在维持身体方面投入更多资源吗？在 1977 年，人们对这样的问题无法进行测试。但是技术以惊人的速度发展，今天研究人员可以实时观察单个细胞中发生的活动。1999 年，柯克伍德的一名博士生潘卡伊·卡帕希（Pankaj Kapahi，我们将在后

1　医学期刊联谊会（Journal clubs）是指一群人定期但通常非正式地聚在一起，对学术文献中与自己学科相关的有趣文章进行批判性评价。

文中再提到他）为了撰写自己的博士论文而对一次性躯体理论进行检测。他从 8 种寿命差异很大的哺乳动物身上采集皮肤样本，在实验室培养皿中培养出它们的细胞，并让这些细胞接触各种有害的东西。卡帕希估计，长寿物种的细胞比短命物种的细胞更能应付糟糕的情况，实验结果证实了他的猜测。

"这个理论得到了完美的印证，"柯克伍德微笑着说道，"卡帕希的工作成了一系列后续研究的基准，这些研究以多种方式对这一理论进行检验，它们一次又一次地证实了生物拥有的这种基本属性：长寿是可以'买到'的，只要投入更好的维护和修复机制。"

2004 年，研究胚胎干细胞的科学家们有了一个非常有趣的发现，即胚胎干细胞可以被编程为身体所需的任何类型的专门细胞，这进一步支持了一次性躯体理论。研究人员发现，这些所有其他细胞的前体细胞都像生殖细胞一样具有永生能力，可以无限繁殖。但是最让柯克伍德和一次性躯体理论的支持者们兴奋不已的情况是，在胚胎干细胞被编程产生特化体细胞（这一过程被称为分化）的几天之内，整套维护机制就被削弱了。这些机制中包括 DNA 修复工具和抗氧化防御，后者可以保护我们的细胞免受新陈代谢（燃烧糖分来产生能量）的有害副产品所带来的伤害。"对我来说，这绝对是一个美妙的时刻，"柯克伍德说，"因为在最初的一次性躯体理论论文当中，我曾预测，节能策略应该在体细胞从生殖细胞中分化出来之时起效，或在这一时刻的前后阶段起效，这种节能策略的原则是在阻止错误发生方面少投入一些。"他顿了一下，陷入沉思，然后又笑了："你知道在科学领域，你很少有机会可以告诉别人：'这不就像我先前所说的那样！'"

柯克伍德的理论也给另一个有趣的问题提供了答案：既然所有动物都由细胞这种相同的基本构件组成，为什么不同物种之间的寿命还会出现如此巨大的差异？一次性躯体理论表明，任何生物维护身体的投资力度，以及由此而产生的寿命长短，都是由它周围的生存环境所决定的。如果一种生物存活的机会很小，自然选择就会青睐那些更能促进它快速成熟和繁殖的基因，而不会倾向于延迟这些重要的生命活动。因此，非常容易受到天敌攻击的老鼠通常只能在野外生存几个月，而同样体形的伏翼蝙蝠（pipistrelle bat）可以利用自己娴熟的空中技巧躲避捕食者，因此寿命长达 16 年左右。

尽管在这个充满争议的科学领域，一次性躯体理论仍然遭到一些人的批评，但柯克伍德多年来持续完善这个理论，为衰老发生的原因提供了一种合理的解释，同时也为在它之后试图解释衰老如何发生的诸多理论提供了一个参考框架。2013 年，一群研究各种与衰老相关课题的科学家决定起草一份关于"衰老标志"（hallmarks of ageing）的清单，该清单能"代表不同生物衰老的共同特征，但重点在于研究哺乳动物的衰老特征"，从而让该领域具有一个明确的研究概念，以此指导这方面的研究工作。在这样做的时候，他们借鉴了癌症研究的相关经验，因为 2000 年曾举办过一次类似的关于癌症的研究活动，产生了良好的效果，并且使得癌症研究获得了长足发展。当时两位癌症科学家对癌症研究领域散兵游勇般各自为政的研究局面深感沮丧，于是他们列出了 6 个定义特征（到 2011 年这些定义特征已经扩展到了 10 个），它们被称为"癌症的标志"。

在西班牙奥维耶多大学的卡洛斯·洛佩斯－奥丁（Carlos López-Otín）的领导下，科学家们在起草关于衰老的标志时，设定了3条基本的判断标准：①一个衰老特征应该在正常的衰老过程中表现出来；②如果在实验条件下情况恶化，它将加速正常老化的过程；③如果在实验条件下情况得到改善，正常的老化过程将会得以减缓，生物的寿命将会被延长。

符合这些标准的共有9个特征，它们分别是：

• **基因组的不稳定性**。这是在整个生命过程中遗传损伤积累的结果，可以由细胞内外的各种因素引起，如分裂过程中复制DNA时出现的错误，细胞内产生能量时生成的有毒副产品，或者来自外部的物理、化学或生物方面的威胁。

• **端粒损耗**。端粒是染色体末端的保护帽，通常被描述为像鞋带上的塑料小尖端一样，但端粒会逐渐缩短。每当细胞分裂并复制染色体时，细胞末端就会被切掉一些，端粒也会因此而变短。当染色体变得太短而不稳定时，细胞将停止分裂，其性质和功能将会改变。

• **表观遗传改变**。每一个细胞都包含了我们DNA中的全部基因，但是单个基因只有在需要它产生动作的时间和地点才会被激活。否则它们只会待在DNA里袖手旁观。基因的作用是由化合物和蛋白质共同协调的，而这些化合物和蛋白质可以附着在DNA上，开启或关闭基因并调节它们的活性。于是这些化合物和蛋白质就一起构成了"表观基因组"（epigenome，意思是"基因组之外"），它在整个生命过程中积累缺陷，并反过来影响基因的活性。

· **蛋白沉积的丧失。**细胞含有大量蛋白质，这些蛋白质是活化基因的产物，几乎可以完成我们身体中的所有任务。蛋白沉积是细胞给这些可能难以控制的蛋白质个体带来秩序的过程，否则这些个体蛋白质都会各自为政、不听使唤。

· **解除对身体营养状况的监管。**细胞已经进化出精密的机制来调节彼此的行为，从而充分利用营养来产生能量并为生长提供原料。但这些机制必须依赖传感器不断传递关于身体营养状况的信号。

· **线粒体功能障碍。**线粒体是细胞的电池。它们是所有哺乳动物细胞中大量存在的细胞器，除了成熟的红细胞之外，它们的主要任务是从细胞中吸收营养物质（糖分和脂肪），并将其分解，从而产生能量。

· **细胞衰老。**正常细胞在经过一定次数的分裂之后会失去分裂能力，这体现为位于染色体末端的端粒的长度会不断变短。然后它们进入一种被称为衰老的永久停滞状态。除了端粒缩短之外，其他影响因素，如对 DNA 产生的不可修复的损伤或者表观遗传的改变，也能导致细胞衰老。

· **干细胞衰竭。**成体干细胞是未分化的细胞，它们的存在是为了对生物的身体进行修复和维护。它们藏在大多数组织和器官之中，可以在基因控制下替换它们所在组织中丢失或受损的细胞。但随着岁月的流逝，这些储备设施会逐渐减少。

· **体细胞之间的通信发生改变。**这主要是由于身体组织出现了慢性的轻度炎症，从而产生这样的后果。

这些特征描述了衰老的普遍特征，它们为各位研究人员继续调查提供了有力的参考点。但是，无论研究人员具体选择沿着上述路径中的哪一条走下去，他们都和选择其他不同研究路径的同事们有一个共同心愿，那就是想知道是什么因素引发了整个衰老过程，或者衰老过程的主要触发开关是什么，以及它们到底藏在哪里。

杰出的英国化学家莱斯利·欧格尔一直醉心于思考有机生命的起源，他将生命的起源称为"混乱的知识领域"。然而我们对衰老的研究也是大致如此。但是人类对此的研究热情在熊熊燃烧，其中有时也不乏聪明睿智的人才涌现，这种现象加上当今社会日新月异的技术发展，可以为我们提供一些关于我们身体深处正在发生的事情的迷人而又深刻的见解，从而让我们开始理解关于衰老和死亡的巨大奥秘。

第 2 章

磨损和消耗?

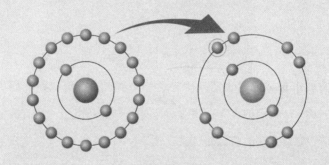

　　我们大多数人虽然没有经过培训，不知道如何调查这类事情，但我们通过直觉可以感知自己的身体会磨损，就像我们在周围看到的一切——我们的汽车、房子、家具、衣服和电器，还有我们的狗、猫和鹦鹉，还有花园里的花草树木——一样，一旦发生紊乱就无法恢复原样。自从奥古斯特·魏斯曼在 19 世纪 80 年代发展出他那套关于为什么我们会变老的理论以来，该理论一直在老年学领域以某种形式占据着主导地位。但衰老是如何发生的呢？

　　1954 年，美国生物化学家丹汉姆·哈曼（Denham Harman）基于同样的问题，提出了"衰老的自由基理论"（free radical theory of ageing，让人困惑的是，有时它也被称为"氧化损伤理论"）。该理论认为自由基，即我们体内化学过程（包括利用氧气将食物转化为能量的新陈代谢）的副产品，具有毒性，会对我们的细胞造成破坏。我们对自由基有很好的防御能力，绝大多数自由基被专门的巨噬细胞去除活力或直接消灭，而受损的身体细胞则被杀死并进行回收。但是随着时间的推移，由于能量生产和废物管理过程效率下降，自由基扩散并造成的损害越来越大。

哈曼，1916 年出生于旧金山，专业是化学，曾以科学家的身份在壳牌石油公司做了几年的研究。但是他对生活怀有强烈的好奇心，并在 33 岁时重返校园攻读医学。他特别想知道为什么所有生物最终都难免一死，而 1945 年 8 月美国在日本广岛和长崎引爆原子弹所引发的问题则给他提供了一条线索。原子弹爆炸之时，人们对非致命剂量的辐射对人体的影响知之甚少，因此，第二次世界大战结束时，美国和日本就签署了一项联合协议，旨在研究原子弹对幸存者的影响。因为在美国战机投下原子弹的头几个月里，有 13 万~23 万日本公民已经因此而死亡。美国特别希望找到一种方法，可以在未来任何可能涉及核武器的冲突中保护士兵和平民免受核武器的伤害。

研究人员发现，接受高剂量辐射的老鼠会在体内产生大量自由基，影响其正常防御能力，从而导致身体出现辐射毒性。同样有趣的是，这些有毒粒子似乎让老鼠出现了早衰现象。哈曼从事石油工业的时候就已经熟悉自由基在非有机材料中所产生的作用。随着他对自由基在生物中的影响展开研究，他开始相信我们正常的生物过程所产生的自由基是造成衰老的原因。这是一个具有突破意义的创新想法：因为自由基通常被认为毒性太大，不能以自然的方式存在于生物体内。

自由基到底是何方神圣？自由基是一些在细胞内维持生命的化学反应过程中失去电子并变得高度不稳定的原子。这些惹是生非的原子喜欢在细胞内部东游西荡，除非它们能够从其他原子身边抢来电子恢复自己的电磁平衡，而这通常会引发连锁反应。米哈伊尔·谢比诺夫（Mikhail Shchepinov）告诉《新科学家》（*New Scientist*）杂志，自由基"像火药一样熊熊燃烧，能够破坏成千上万的其他原子"。它们会破坏细胞膜和细胞内物质。由于它们电荷失衡，它们也像磁铁一样被吸附到 DNA 分子链上，从而引起这种遗传物质发生随机突变。

自由基犹如一把双刃剑，对 DNA 产生正反两方面的影响。一方面，它会破坏基因的活性，并导致癌症和其他疾病。但在另一方面，自由基也变成了进化的关键因素，因为正是通过对基因突变的自然选择，我们才能适应不断变化的周围环境。自由基有助于细胞之间交换信号；在某些情况下，它们可以使细胞具有更强抗压能力，甚至可能在对抗细菌和病毒方面发挥作用。但总体而言，它们的存在是一个坏消息，我们的身体会对此组织强有力的防御。免疫系统中的清道夫细胞几乎清除了所有的自由基，而哈曼估计，那些没有及时清除的自由基所造成的损伤会在体内逐渐积累起来，这是造成衰老的原因。

为了证明自己的这一观点，哈曼在实验室中通过给老鼠服用药物来保护它们免受辐射，成功地使它们的寿命延长了 30%。他还可以通过给老鼠服用抗氧化剂来防止氧化损伤的方式延长它们的寿命，只是效果没有前面的实验显著。抗氧化疗法的效果相对欠佳，这种现象困扰了哈曼很长一段时间，并最终使他得出结论：大多数自由基是在线粒体内产生的，而线粒体是细胞的电池，它把热量转化为我们所需的能量，但从外部引入的化合物无法渗入线粒体。到

了 20 世纪 70 年代，他又修改了自己的理论，认为线粒体可能相当
于人体的时钟，根据我们对电池的使用强度以及电池经受的磨损程
度来决定我们的寿命长短。

但是哈曼的想法很难被别人理解，而当时社会上流行的宿命论
则让他深感沮丧，因为无论是科学家还是一般公众，一旦相信宿
命论，就失去了研究衰老的好奇心，不再认为它是一种值得研究
的生物现象。于是在 1970 年，他成立了美国衰老协会（American
Aging Association），开始启动对该领域的严肃研究，到了 1985
年，他还帮助成立了国际生物医学老年学协会（International
Association of Biomedical Gerontology）。此时科学界开始意识到
对衰老展开研究的可能性。此外，随着越来越复杂的生物探索技术
的发展，出现了越来越多的证据可以佐证哈曼的观点，因此衰老的
自由基理论变成了主流思想，并对该领域的研究方向产生了强烈的
影响，这种情况一直持续到 21 世纪。

哈曼身体力行地在生活中贯彻自己在实验室学到的健康衰老的
知识：他从不吸烟，只是适度饮酒，并注意控制体重，进行大量锻
炼，养成习惯每天跑 3.2 千米，一直坚持到他满 82 岁为止，因为
那时他由于长期跑步造成背部受伤，只能放慢速度改为散步。他于
2014 年去世，享年 98 岁，可谓高寿。而他在有生之年还目睹了自
己提出的关于衰老的自由基（或氧化损伤）理论是如何被人请下神
坛的。

戴维·杰姆斯（David Gems）是一名生物老年学教授。我到
他位于伦敦大学学院（University College London）的办公室采

访时，这位遗传学家回忆说："20 年前我进入这个领域时，周围同事给我留下的印象是，氧化损伤理论基本上已成定局。他们的态度仿佛是说：'既然到目前为止已经发表了这么多论文，那么我们都得一致认可其正确性。'但我怀疑该理论只是一个未经证实的民间传说而已。"

杰姆斯在研究界以其丰富多彩的人生经历而著称（据朋友们讲述，杰姆斯曾经是一个游手好闲之徒，他在冰岛一家鱼类包装厂工作过，在尼加拉瓜和桑地诺民族解放阵线成员一起打发过时间，在危地马拉挖掘过坟墓，并于 20 世纪 80 年代在苏联境内四处游荡）。杰姆斯认为，氧化损伤理论之所以长时间兴盛不衰，是因为它符合人类的直觉。就像人们在历史上曾长期相信太阳围绕地球旋转，而不是持相反的观点，因为：如果不是出现前者这种情况，那么当我们的星球在太空中围绕太阳快速旋转时，我们会连同地球上其他所有物质一起不停地翻滚。他继续评论道："直到 15 世纪，人们才用日心说解决这个问题。但科学理论就是这样发展起来的。你首先基于常识提出符合直觉的假设，然后只有在你做实验时，你才有可能发现那些看起来如此符合直觉的假设实际上并不正确。"

杰姆斯并没有完全否定氧化损伤理论，但他表示，自 21 世纪初以来，世界各地的实验室，包括他自己的实验室，一直在对该理论及其预测进行"破坏测试"，结果发现其中的确存在缺陷。在寻找真相的过程中，科学家们不得不反复地通过像酵母、微生物、果蝇和老鼠之类在生物研究模型中备受青睐的传统对象进行实验，并苦苦研究从中产生的一大堆五花八门的实验数据，但这些实验对象的抗氧化能力在药物或基因工程的作用下，要么遭到破坏，要么得以增强。杰姆斯说："其中关键之处在于，如果你控制氧化损伤的程度，你应该能看到它对衰老和寿命所产生的影响。但是据报道，许多研究并不支持这一推测。包括人体研究……在实验中观察人们服用抗氧化补充剂之后的死亡率变化情况，并没有发现有什么不同。在某些情况下，服用抗氧化剂实际上还让死亡率略有上升。"

许多数据刊登在艰深晦涩的专业期刊上，因此只有这方面的极客[1]才能阅读和理解。但是有一篇特殊的论文引发了媒体的狂热。当时在曼彻斯特工作的戈登·利斯高（Gordon Lithgow）和西蒙·梅洛夫（Simon Melov）在著名的《科学》（Science）杂志上发表了一篇文章，报道他们在实验室中给蠕虫服用一种抗氧化药物之后似乎取得了惊人的效果。这两位科学家后来搬到了加州，在巴克衰老研究所工作。这是一座宽敞明亮的现代化建筑，坐落在旧金山附近一处山顶的林间草地里。当我到那里去拜访利斯高时，他从书架上拿出一个厚厚的剪报文件夹，向我讲述他在实验室中用这种药物大大延长了蠕虫寿命的故事。

"英国广播公司过来制作了一部纪录片，第四频道也制作了一部纪录片……媒体对这些使用药物延长寿命的科学家的兴趣持续了三至四年的时间。"他评论说，"这种药物是一种抗氧化剂，它可以

1　"极客"是 Geek 的音译，这个词含有超群和努力的意思，又被用于形容对计算机和网络技术有狂热兴趣并投入大量时间钻研的人。——编者注

将自由基转化为中性物质，所以我们认为真正起作用的应当是清除自由基——蠕虫对氧化作用具有很强的抵抗力。"利斯高和他的团队可以向蠕虫喷射剧毒除草剂百草枯（一种氧化剂，是去除虫害的最常见农药），但蠕虫即使面对百草枯也不会退缩。难怪媒体会兴奋不已：看起来科学家们找到了导致衰老的关键因素，即使它并非其中的关键因素，也是一个极其简单的衰老作用机制。

据利斯高透露，当时他们那些从事科学研究的同行对此也很感兴趣。我在伦敦大学学院的朋友戴维·杰姆斯就问："我们可以试试这些化合物吗？因为我们想验证一个假设。"我们说："你当然可以这样做了；让我们马上开始吧！"几个月过去了，他打来电话说："这种药物在我这儿没有效果！它并没有起到延长蠕虫寿命的作用。"此话让利斯高深感震惊并大为沮丧。但是，尽管在接下来的几年时间里，各个小组就实验操作进行了充分讨论，做出了不懈努力，但杰姆斯和其他也参与测试利斯高和梅洛夫药物效果的研究人员还是没能在实验室中延长蠕虫的寿命。杰姆斯甚至把实验用的蠕虫磨成粉末，以此证明它们身上携带了这种药物，并测量提取物中的抗氧化活性，结果他发现这种活性确实高于正常水平。但是这对蠕虫的寿命没有产生影响，而他最终也公布了自己的这一发现。

这些自相矛盾的实验结果让研究人员困惑不解，但归根结底就像利斯高总结的那样，"衰老问题在生物学中依旧是一团乱麻，剪不断理还乱"。生物的因果关系之间几乎不存在直线联系，因为它们身上往往会有备份系统或者修复方式来弥补其中的失败。如今，利斯高的实验室已经成为一个更大项目的组成部分，而该项目旨在规范如何利用蠕虫进行实验，规定用任何具有潜在可能性的化学物质进行测试，都必须在 3 个相距遥远的地点重复测试，以此确保测试结果在发布前尽可能可靠。

他说："我们花了一年半的时间来制定这份标准化实验协议。为此我们必须经常劳神费力地举行电话会议。在会上我们会谈论如何把虫子捡起来放在盘子里……我们在开会时是怀着这样一种心态：假设实验过程中出现的任何差异几乎都可能对实验结果产生重要影响。我们想，让我们都购买相同品牌和型号的孵化器；让我们大批量购买琼脂平板用的琼脂，从而培养出一大批蠕虫，并在实验室间分发。这样尽可能在力所能及的范围内保证实验中的一切都符合标准化规范。"

在控制尽可能多的变量的过程中，利斯高和他的同事们在蠕虫身上最近发现了一个他们从未预料到的生物特性——这很可能解释了为什么杰姆斯和其他人不能用延长寿命的药物获得和曼彻斯特小组同样的实验结果。他们观察到，某些野生蠕虫在这次被监测时可能被描述为长寿品种，但在另一次被监测时则可能被归类为短命种类，尽管它们都来自同一个群体，具有相同的遗传基因，并在相同的条件下饲养。然而一段时间之后，同一群蠕虫中的那些短命种类又会恢复成长寿品种。对此科学家们感到十分困惑，他们不知道：出现这些奇怪的现象到底可能是受了月亮相位的影响，还是因为监控蠕虫的时间发生了变化？或者这和处理蠕虫的技术人员有关？但答案是否定的，因为 3 所实验室全都观察到了同样明显的现象——

蠕虫在某一时间点上倾向于长寿，而在另一时间点上则倾向于短命。但重要的是，在这两种转换之间没有出现任何征兆。利斯高说："这种变化情况在 3 所实验室都会发生，可能是由于蠕虫的新陈代谢造成的，但具体原因我们也不知道。""它就像暗物质一样！你知道的，我们之所以能感知暗物质的存在，是因为它对其他物质产生了影响，但是……"

事实上，激动人心的结果未能再现的情况，比你想象的媒体对所谓科研突破的报道要普遍得多（当一个故事情节混乱或公众开始心存疑虑时，记者们通常不会对其跟进报道），而这种情况可能会给我们带来另一个教训：失败不一定意味着研究双方的知识不够或方法错误；相反，它只是证明我们对一些基础事物的认识仍然非常有限。这也提醒我们，在生物学中寻找普遍规律总会遇到各种陷阱和错误假设。

在 2009 年，俄克拉荷马医学中心研究人员又给了氧化损伤／自由基理论一次重击。阿兰·理查森（Arlan Richardson）和霍莉·范·雷曼（Holly van Remmen）对实验室老鼠的基因进行了修补，使它们能产生过量的抗氧化剂。虽然这些抗氧化剂在清除自由基方面效果良好，但对老鼠的寿命没有任何影响。他们还做了相反的实验，把两种最重要的产生抗氧化剂的基因从老鼠的基因中删除，然后对它们进行研究。果不其然，老鼠的细胞受到自由基的广泛损伤，但这并没有缩短它们的寿命，至少在那些避免了因损伤而患上癌症的老鼠中没有出现这种情况。

利斯高回忆说，在那之后，阿兰·理查森开始在老年学会议上频频露面，对氧化应激假说进行了猛烈抨击。"他这么做是为了向其他同行挑战，但业内人士基本上是这样一种反应：'哦，好吧，那是你的观点。但我仍然相信情况不是那样的。不过也好，至少我们现在可以研究一点儿其他东西了。'"很长一段时间以来，即使相反的证据越来越多，老年学界也不愿意放弃自由基理论，因为这是他们理解衰老的基础。戴维·杰姆斯说，但后来这方面的共识"像泡沫一样突然破灭了"。"很奇怪的一件事情……15 年前，你去参加任何一场衰老会议，都会听到人们不厌其烦地谈论氧化损伤。但现在你再去参加会议时，几乎听不到一丁点儿这方面的内容了。"

这并不意味着磨损和消耗不再是构成衰老的关键特征，答案显然相反。戈登·利斯高对他最初所做的蠕虫实验仍然兴趣甚浓，他通过使蠕虫对氧化应激形成抵抗力，成功地延长了它们的寿命——这次他是在控制得更严格的条件下重复了该实验，并获得了同样积极的实验结果。但是衰老的原因和后果是什么呢？其中，氧化损伤在多大程度上起了作用？今天人们基本不会有异议的是：正是让我们保持活力的细胞过程的那些副产品的出现，才驱使着我们必然走向死亡。

2009 年，杰姆斯和他的科学家同行瑞安·杜南（Ryan Doonan）在一篇研究综述中进行总结时形容道，就像秃鹰盘旋着降落，啄食氧化损伤理论的尸体，自由基地位的沦落"其实是一个令人兴奋的开端，因为它标志着生物老年学的发展获得了一个新的起点。是时候让我们开始采取新的方式来对衰老进行研究了"。

"氧化损伤理论面临的危机，对我意味着一个重大时刻，"戴维·杰姆斯后来称，"就仿佛把你的思维从总是考虑损伤维护的牢笼中解放出来了一样。"那么杰姆斯和其他研究人员现在要到哪里去寻找关于我们如何衰老的解释呢？

第 3 章

端粒——测量细胞寿命

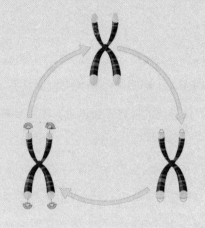

　　伦纳德·海弗利克（Leonard Hayflick）的故事以及他对我们细胞寿命有限的发现，证明了一种研究范式具有支配思维的力量，并让追随者对其他可能的解释视而不见，至少在研究衰老的领域是这样一种情况。

　　海弗利克曾在宾夕法尼亚大学学习微生物学，他30岁时去费城的威斯塔研究所（Wistar Institute）并成为那里的一名细胞培养者。他是在美国杰出的细胞培养大师查尔斯·波默拉特（Charles Pomerat）的指导下学会了这样一门技能。当时威斯塔研究所关注的是病毒研究，特别希望针对脊髓灰质炎和其他此类疾病而开发疫苗。病毒本质上是一种寄生物，不能在其他活细胞之外生存，所以它们利用其他活细胞的机能来复制自己。海弗利克的工作是不断供应大量细胞，因为实验需要依靠这些细胞来培育病毒。

　　长期以来，致力于开发脊髓灰质炎疫苗的科学家们一直是利用猴子的肾细胞来培养病毒。但这样做的效果并不理想，因为猴子细胞可能藏污纳垢，从而带来污染培养物的风险。于是，海弗利克为了寻找一种更安全的替代方法，开始尝试培养人体细胞，特别是来自人类胚胎的细胞，因为这些细胞没有暴露在外，很可能处于原始状态。他从以前的一位同事那里获得了所需的胚胎材料。这位同事现在瑞典斯德哥尔摩工作，瑞典对堕胎以及从胎儿身上获取人体组织的做法没有美国那么敏感。这些组织主要来自胚胎的肾脏和肺部，它们被包裹在冰块里面，然后放进常规的圆筒里面，通过空运送达。收到胚胎组织之后，海弗利克将其刮成薄片，然后把薄片浸泡在酶中，让酶消化那层将细胞聚集在一起的结缔组织，从而剩下纯的胚胎细胞，放在琼脂凝胶上，用他自己神奇的营养配方进行喂养，让其生长。细胞在保持身体热度的孵化器中开始分裂，最终完全覆盖于玻璃烧瓶中的凝胶表面，这时技术人员将它们分到新的烧瓶里面，收藏起来提供给病毒学家进行研究。密封在玻璃管里的细胞会被放在急冻室中，目的是抑制它们的生物活性，以供后来使用或分发给其他实验室。

　　从这种变化无常的胚胎组织中培养细胞是一项极其艰苦的工作。海弗利克在这方面很有天赋，并且随着时间的推移，他发现世界各地的科学家都大量需要他提供的人体细胞。然而随着他对细胞培养的深入了解，海弗利克开始意识到：细胞会在某个时候停止分裂，而这种"罢工事件"似乎可以预测，发生在细胞大约分裂 50 次之后。他对细胞并没有因此死亡的事实特别感兴趣；这些细胞继续保持新陈代谢，并可以在非分裂状态下生活一年或更长时间。

　　世界各地的实验科学家都对培养细胞停止生长和分裂的现象非

常熟悉。但当时流行的观点是，这种细胞有无限分裂的能力，否则意味着出现了技术错误，例如细胞被污染、营养不良或技术人员处理不当。这个概念是由法国出生的外科医生亚历克西·卡雷尔（Alexis Carrel）在位于纽约的洛克菲勒研究所提出的，他还因开创了缝合血管的技术而于 1912 年获得诺贝尔奖。据说卡雷尔曾从一只鸡的胚胎心脏中提取组织，并通过定期补充营养的方式让其在烧瓶中存活了 20 多年。但没有人能够重复他的这种实验，于是人们提出各种各样的理论来解释他的培养物为何如此长寿，甚至包括他手下的技术人员。他们害怕被这位杰出的外科医生追究责任，被怪罪照顾不力导致这些据称可以永生的珍贵细胞死掉，于是私下做了手脚，每当发现这些细胞死亡，就悄悄将其替换。这样技术人员一不小心就帮卡雷尔创造了一个伟大的神话！

但是海弗利克通过观察，发现细胞分裂在达到一定次数就会停止的现象之后，他的脑海中就涌起了严重的怀疑：在他看来，这就像细胞的内在特征，甚至可以说是一种自然衰老的过程，而不是受限于环境因素。于是他向研究细胞遗传学[1]的科学家保罗·摩尔海德（Paul Moorhead）求助，请他检验自己的理论是否属实。两位科学家需要排除细胞状态的改变是由于微生物污染或培养基的某种未知特性造成的可能性。当时，他们已经能够通过染色体来区分细胞是属于雌性还是雄性。因此，他们把许多已经完成 10 个分裂周期的雌性细胞和已经完成 40 个分裂周期的雄性细胞一起放入

1　细胞遗传学是研究细胞中染色体的结构、位置和功能的学科。

一个烧瓶。正如海弗利克所预料的那样，他和摩尔海德发现，再过 20 个分裂周期之后，只有雌性细胞仍然保持旺盛的活力，而已经历更多分裂周期的雄性细胞则处于奇怪的"静止"状态。两种细胞都生活在相同的实验条件之下，因此这显然与它们所处的环境无关，海弗利克和摩尔海德将他们的发现提交给了《实验医学期刊》（*Journal of Experimental Medicine*），根据海弗利克的说法，对于细胞生物学家而言，这本期刊是他们领域"期刊中的凯迪拉克"。

该期刊的编辑、病毒学家佩顿·劳斯（Peyton Rous）非常乐意在癌症研究领域向权威发难，并且他本人由于最先在鸡身上发现导致肿瘤的病毒而获得了诺贝尔奖。但是劳斯也理解不了海弗利克的理论。他在拒信中相当傲慢地写道："关于细胞死亡是由于'细胞层面的衰老'的推断显然过于轻率。过去 50 年以来，通过组织培养得出的最大事实是，只要在体外提供合适的环境，天生具有繁殖能力的细胞就可以无限分裂。"1961 年 12 月，海弗利克和摩尔海德的论文最终发表于更温和的期刊《实验细胞研究》（*Experimental Cell Research*）。值得指出的是，这篇论文未经修改就被《实验细胞研究》刊登了，此等情况在科学出版领域极为罕见，不过这也从一个侧面证明了该论文的含金量，尽管它先前遭到了劳斯的拒绝。

为了让许多持怀疑态度的同行心服口服，海弗利克提出赠送给他们一瓶细胞，并根据自己的计算预测这些细胞将于何时停止分裂。海弗利克准确预测细胞停止分裂的能力让许多研究人员大开眼界，让他们明白了一直在他们眼皮底下发生的事情究竟掩藏着什么真相，而他们先前却错误地将其归结为技术错误。海弗利克能够正确判断的细胞自然寿命如今被称为"海弗利克极限"（Hayflick limit），它已经成为老年学研究中最热门的领域之一。

　　然而，对海弗利克本人来说，这是一段极其颠簸的旅程。作家斯蒂芬·S. 霍尔（Stephen S. Hall）在他的著作《长生不老专卖店》（*Merchants of Immortality*）中描述了这位科学家在关于自己最重要的细胞系"WI-38"的所有权和知识产权方面，是如何与威斯塔研究所发生激烈争执的。1968 年，当离开威斯塔去位于加州的斯坦福大学任职时，任性的海弗利克心血来潮，从实验室取出了数百安瓿"属于自己的"细胞，储存在一个巨大的灰色液氮罐中，他把这瓶液氮罐放在汽车后座上，夹在几个孩子中间，然后长途开车，向西穿越美国。

　　尽管他设法用自己带走的细胞在斯坦福建立了一个繁忙的实验室，但后来的几十年里，这种类似偷窃的行为带来的后果一直给他的职业和家庭生活带来困扰，并造成了极大的压力。这场争论于 1981 年才宣告结束，当时海弗利克接受了美国国立卫生研究院的庭外和解，因为威斯塔研究所指控他盗窃并出售政府财产以谋取私利，而海弗利克则反诉对方查封了他在斯坦福的实验室并没收了他的细胞库存。联邦政府最终承认海弗利克对 WI-38 拥有所有权，并有权获得他出售细胞所获得的收入。现在，海弗利克仍然保留着当初用来装 WI-38 细胞的罐子，不过让人奇怪的是，他把它放在自家的车库里。这个罐子的旁边摆放着另一个罐子，里面装有海弗利克的妻子孕育女儿苏珊的羊水中的细胞，以及最终杀死他前任老板兼导师查尔斯·波默拉特的前列腺癌细胞。

海弗利克曾带斯蒂芬·霍尔去参观了他那珍贵的细胞宝藏。斯蒂芬·霍尔在书中把海弗利克描绘成一个彬彬有礼、热情奔放但性格复杂，甚至有点头脑发热的科学家，"然而，他最显眼的身体特征可能是他的肩胛骨特别凸出，那几乎是痛苦和怨恨的象征，仿佛倾诉他在科学生涯中受到的不公正待遇"。他的另一位同事亲切地称他为"一个可爱的爱抱怨的老头，性格如此强硬，等他死后他们要将他炖成牛肉汁"。

海弗利克在 1961 年的发现具有划时代意义，但自然也引出了一个后续问题：细胞如何知道它们的分裂在什么时候达到极限？它们是如何计算自己的寿命的？早在 20 世纪 30 年代，美国植物学家和细胞遗传学家芭芭拉·麦克林托克（Barbara McClintock）就注意到没有末端的染色体变得"黏糊糊的"，并且往往会彼此依附或直接断裂。她因此而假设染色体通常利用保护性尖端来保持自身整洁和彼此独立。这些假想性的尖端被科学家赫尔曼·穆勒（Hermann Muller）命名为"telomeres"（端粒），其英语单词来源于希腊语中的"telos"（末端）和"meros"（部分）。并且赫尔曼也观察到同样的情况，即那些明显截短的染色体有粘在一起的趋势。但又过了 20 年之后，弗朗西斯·克里克（Francis Crick）和詹姆斯·沃森（James Watson）才仔细研究了罗莎琳德·富兰克林（Rosalind Franklin）用 X 射线晶体学[1]所绘制的诱人图像，梳理出

---

1 X 射线晶体学是一门利用 X 射线来研究晶体中原子排列的学科。更准确地说，利用电子对 X 射线的散射作用，X 射线晶体学可以获得晶体中电子密度的分布情况，再从中分析获得关于原子位置和化学键的信息，即晶体结构。

了 DNA 的结构，为染色体的详细探索铺平了道路。再过 25 年，麦克林托克的假想性尖端（端粒）的性质才被伊丽莎白·布莱克本（Elizabeth Blackburn）发现，当时她还在位于康涅狄格州纽黑文的耶鲁大学工作。

布莱克本出生在塔斯马尼亚的霍巴特城，兄弟姐妹共有 7 人，父母双方都来自医学和科学世家。他们的家和花园，先是在霍巴特附近海岸的小镇斯纳，后来搬到塔斯马尼亚北部的朗塞斯顿，到处都是各种大小的宠物，从金鱼、越来越臭的罐子里的蝌蚪，到鹦鹉、母鸡、猫和狗……种类繁多，应有尽有。布莱克本虽然身为一个小女孩，也会在外面玩耍时收集蚂蚁和水母。

2009 年，布莱克本因对端粒的研究而获得诺贝尔医学奖。她在一份简短的自传中提及此事并写道："也许是出于对动物的迷恋，我在小时候就觉得生物学似乎是最有趣的科学。""我被那些写给年轻人看的科学书籍上所呈现的壮丽科学图像所吸引，同时也被科学探索过程中产生的浪漫和高贵所吸引。"而布莱克本在科学界的早期经历则进一步加强了她对科学的迷恋之情。布莱克本在墨尔本大学获得生物化学学位之后，选择在那里继续攻读硕士学位，她描述她当时的教授："弗兰克·赫德（Frank Hird）教会了他的实验小组成员如何享受研究的乐趣和美学。他认为每场实验都应该像莫扎特奏鸣曲一样简洁、优美。他的实验室团队完全体现了他的坚强个性，因此很有凝聚力。我们有时会开车去墨尔本郊外的丘陵地区，所有人都挤进他的车里，收音机里响亮地播放着莫扎特的音乐，我们可以在树林和野花中野炊。"

　　布莱克本在英国剑桥大学师从英国生物化学家弗雷德里克·桑格（Frederick Sanger），在桑格那气氛轻松随和的实验室做研究拿到了博士学位。桑格开创了一种 DNA 测序方法，彻底改变了这方面的技术手段，从而赢得了他一生中的第二个诺贝尔奖（两次获得诺贝尔奖的科学家共有 4 位[1]，他是其中之一）。他的这项技术在人类基因组计划中被用来破译我们物种的说明书。

　　布莱克本正是利用自己在桑格实验室中学到的技能，后来在耶鲁大学以一种在淡水池塘中常见的微小单细胞生物为研究对象，发现了端粒的性质。她在接受《探索》杂志采访时说："在分子水平上研究生物魅力无穷，因为它让你抛弃 19 世纪自然学家那样的简单研究手段，升级为一种非常专业的方式，并且可以真正触及这些分子的核心。""我们知道它们携带遗传物质，并且染色体的末端以某些特殊方式受到保护。但这样说到底是什么意思？对此你并没有掌握任何思路。就像你试图从 40 万英里（约 64.4 万千米）的高空俯瞰一些东西，你可能会看到地球上有一个斑点，但结果出乎意料：如果你凑近上去，会发现它其实是一只猫。"研究端粒尤其令人兴奋，因为"从分子研究的水平来说，这完全是一个未知的领域"。

　　布莱克本发现，这些实体，也就是端粒，由很短的 DNA 片段多次重复组成，通常在她微小的池水生物中重复 20 ~ 70 次，然后被压缩并包裹在蛋白质外壳里面。此外，她注意到端粒在细胞分

1　诺贝尔奖两次获得者，按时间先后顺序分别是居里夫人、莱纳斯·卡尔·鲍林、约翰·巴丁、弗雷德里克·桑格。——编者注

裂过程中并没有和其余的 DNA 一起复制，而是后来才被添加到染色体当中。自麦克林托克第一次提出端粒的存在以来，布莱克本走过了很长一段研究旅程，才在 1978 年发表了她的发现。但是端粒是如何运作的，在当时仍然不为人知。这个秘密是她与哈佛医学院的杰克·绍斯塔克（Jack Szostak）合作发现的。当时杰克在研究酵母时遇到了类似问题，而布莱克本在 1980 年的一次科学会议上谈到她对池塘水生物的发现时，引起了杰克的注意。两位科学家在实验室培养皿中混合和搅拌他们实验对象的基因组，并仔细观察许多细胞分裂的情况时，他们发现：当细胞在分裂过程中复制 DNA 时，端粒有效地充当了沿着 DNA 带运行的复制机器的末端缓冲区。但随着细胞每次分裂，都有一部分端粒被磨损。当这个端粒太短而不能保护染色体免受损伤时，细胞就停止分裂并开始衰老。

　　但是这留下了一个有趣的问题，如果端粒没有和其他的 DNA 一起复制，那它们是如何被制造出来的。几年以后，当布莱克本搬到加州大学伯克利分校自己的实验室时，这部分的拼图游戏就开始上演了。布莱克本在 YouTube 上为《爱生态》（*iBiology*）杂志所做的一次演讲中说，当你从事科学工作时，有时如果你试图根据大家都接受的原则来解释你所观察到的事物，"但发现这并不合适。你不能再把它装进那个框架里面了，你只能说，好吧，让我们再考虑一些其他可能性"。

　　布莱克本有一名叫作卡罗尔·格雷德（Carol Greider）的研究生，卡罗尔决定在自己的博士论文中研究复制 DNA 的微小碎片是如何被制造出来的。像其他科学家一样走了无数弯路之后，她和布莱克本决定检验自己的这种预感，即细胞中一定存在某种未知物质，其具体工作就是在染色体上构建这些保护帽。格雷德将她从池水生物中提取出的基因片段和一些松散而随机的端粒构件一起放入试管里面。当她刚开始实验时，所有的 DNA 片段都一样长，她用放射方式给这些端粒构件贴上标签，这样她就能看到它们在混合之后发生的具体情况。

那是在 1984 年，当时格雷德对研究一定怀着极强的好奇心和责任感，因为她在圣诞节那天也要去检查一下实验情况。她发现这些构件已经被分成合适的序列来制造端粒，并且它们已经附着在长度不同的 DNA 片段上面。这是证明确实有一种未知物质在起作用的第一个证据，两位科学家决定将这种物质命名为"端粒酶"（telomerase）。随着时间的推移，布莱克本、格雷德和绍斯塔克在他们超简单的实验生物中发现了一些基本机制，并且这些机制在包括人类在内的各种地球生物中都共同存在。他们 3 人因此而在 2009 年被共同授予诺贝尔生理医学奖。

多年来，科学家们已经了解到，我们端粒的长度在一定程度上是由我们的基因决定的，而且在我们身体的不同组织和器官中，端粒的长度也各不相同，就像细胞分裂的速度各不相同一样。例如，我们的肠道细胞分裂迅速，大约每隔 4 天就从负责组织维护的干细胞库中全部替换一次，而肝细胞的替换周转则长达 6 个月至 1 年。科学家们也了解到，构建和维持端粒的端粒酶只在我们的"永生"的生殖细胞（精子和卵子）、干细胞以及提供血液细胞的骨髓中表现活跃，但在大多数其他体细胞当中，端粒酶要么被关闭，要么就完全没有。然而，端粒酶也可能变成一种致癌因素，因为只要突变基因设法将其再次开启，那么不管细胞的 DNA 处于何种状态，它们都可以避免衰老，并继续猖獗生长。

那么，端粒作为决定我们细胞寿命的时钟，它是解开我们衰老之谜的关键所在吗？当然，端粒缩短和端粒酶的活性与除癌症以外的许多与年龄相关的主要疾病有关，其中包括心脏和肺部疾病，以及糖尿病和痴呆症。还有一种叫作"先天性角化不良"（dyskeratosis congenita）的疾病，它是由端粒酶的基因突变引起的，有时被归为早衰综合征，或提前衰老现象，因为它使携带者在很小的时候就容易受到骨髓衰竭、肺部问题、骨质疏松、耳聋、头发变白和脱落以及蛀牙等的伤害，此外还有更常见、症状更温和的异常皮肤色素沉着以及手脚指甲畸形生长。

端粒损耗是第 1 章提到的衰老的标志之一，在某些情况下，端粒的长度可以作为衡量一个人年龄的指标。在 20 世纪 90 年代末和 21 世纪初，通过修补端粒酶来治疗癌症、恢复疲劳细胞活力以及延长寿命的想法在媒体上大受吹捧。老年学专家伦尼·瓜伦特（Lenny Guarente）在他的著作《超越年龄障碍》（*Ageless Quest*）中写道："公众对端粒衰老模型的迷恋是可以理解的，因为端粒为细胞分裂提供了一个计时器，而且简单易懂。"然而他提醒道："但在我看来，实验室培养出来的细胞不能代表自然环境。""在整个动物体内，这些细胞会在端粒变得过短之前被清除，并通过具有端粒酶的前体细胞的分化作用进行补充。但在实验室培养出来的细胞则被切断了这种更新来源，孤立无援。"

　　尽管该领域有些人持怀疑态度，但端粒酶疗法的想法在特立独行的美国老年学专家迈克尔·韦斯特（Michael West）看来颇具发展前途，以至于他成立了一家名为"杰龙"（Geron）的制药公司来探索这种可能性。韦斯特可谓研究干细胞的先驱人物，他在《转化科学家》（*The Translational Scientist*）杂志上讲述了一个生动的故事，内容是关于他如何邀请伦纳德·海弗利克访问该公司。虽然这位细胞自然寿命的发现者对杰龙公司的理念极不赞同，但是他被说服捐出一片腿部皮肤用于实验。通过将端粒酶基因插入从皮肤样本中提取的细胞，韦斯特成功地使它们超过海弗利克极限继续分裂。韦斯特说："海弗利克武断地认为我们永远无法干预人类衰老过程，但他的皮肤细胞最终成为第一个获得永生的人体细胞。"

　　这是一个伟大的突破，其中还伴随着一点儿诗意。然而，尽管在诸如老鼠等动物身上进行的这种实验和其他一些实验都取得了成功，但端粒酶的治疗效果容易反复、不可预测，并且其中奥妙不是三言两语就能解释清楚的。于是人们从中明白了这样一个真理，那就是情况比以前预想的要复杂得多。今天人们对除端粒之外的细胞衰老所进行的研究，为衰老生物学提供了丰富的新见解。

第 4 章

细胞衰老——功能失调，但并非一无是处

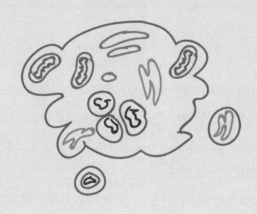

20 世纪 80 年代末，当细胞衰老领域的领导者朱迪思·坎皮西（Judith Campisi）在老年学会议上首次就此话题发表演讲时，她受到了加州大学伯克利分校"一个倔老头"的严厉批评。"小姐，"他傲慢地说，"你正在谈论的只是一件组织培养品。它和人体里面的任何事物都扯不上关系。"

"仅仅因为他叫我'小姐'，我就恨不得宰了他！"坎皮西笑着说。但是倔老头的态度并不罕见。在 20 世纪 80 年代末和 90 年代初，许多人就是认为这种衰老过程只不过与细胞培养物相关。在很长一段时间里，这个话题在老年学会议上导致了激烈的争论。只有当越来越多的证据表明一大批模型生物在身上的衰老细胞被清除以后，寿命延长了 30%，并且它们与衰老相关的疾病也得以缓解时，人们对此产生的抵触情绪才开始消退。

事实上，坎皮西自己也花了一段时间才认识到这一点。坎皮西是一名身材娇小、说话温柔、像芭蕾舞演员一样举止优雅的女性，她当时已经开始了研究癌症的职业生涯，并特别想弄清楚"是什么原因让癌细胞在不该扩散的时候发生了扩散"。海弗利克认识到，癌症研究界之所以对细胞衰老感兴趣，是因为他们意识到这是一种可能抑制肿瘤的工作机制，即抑制某些细胞的自然方式，因为随着时间的推移，这些细胞可能在生活的磕磕碰碰中聚集起危险的基因突变。海弗利克曾提出过这样一种观点：与正常的胎儿细胞不同，癌细胞在分裂时似乎不会"撞上南墙"。

在坎皮西职业生涯的某个阶段，两位研究衰老机制的同事问她是否愿意在他们的资助申请中加入她的名字和研究课题，因为他们迫切需要凑足 3 个人。"这可能全都是胡说八道。细胞衰老本身与衰老现象无关，但你可以说它们之间就是有关系！"他们向她建议道。坎皮西很乐意和他们一起去申请经费，因为当时任何承诺可以资助她进行研究的项目她都觉得听起来不错。

海弗利克在关于细胞培养的各种交流中，都提到那些达到复制极限的细胞看起来变得"衰老"了，这让他陷入深思，考虑自己所看到的实验情况是否是对我们衰老过程所进行的重演。这是非常主观的猜测，毕竟，"衰老"看起来到底应当是什么一副样子，只有少数被同行视为疯子的科学家才会注意到这一点。但是当坎皮西对细胞展开研究时，她对能证明自己所观察的实验现象事实上就属于衰老过程的证据感兴趣。此外，这不是一个孤立现象，而是与她当时的研究重点——肿瘤抑制——密切相关。她观察到，癌症和衰老似乎是同一枚硬币的两面：衰老是我们为预防癌症而付出的代价，因为对于那些具有潜在危险的细胞，大自然限制其扩散的方式是在经过一定时间的发展之后就抑制它们的分裂能力。

　　然而这就是使故事变得更复杂的地方。保护我们远离癌症的系统并不仅仅依赖端粒来限制那些具有潜在危险的细胞的寿命。其他许多因素，包括来自阳光的紫外线辐射、氧化应激（又是那些自由基）、环境中的化学物质、危险的低氧气或低营养水平、破坏机能的异常蛋白质，都会损害我们的 DNA 并让细胞停止分裂。身体通过启动一个通用报警系统来实现这一目的。这个报警系统由一些被称为"肿瘤抑制因子"的基因进行控制。其中最有名的是一种叫作 p53 的基因，它存在于我们所有的细胞当中。p53 是一种蛋白质配方，其主要任务是不断扫描我们的细胞，以确保它们的生长和分裂不会犯严重的错误。如果 p53 接收到某个分裂细胞中 DNA 被破坏的信号，它将停止该细胞的活动，并将其送到修复小组，由后者决定何时让它重返岗位。如果损伤无法修复，肿瘤抑制因子将指示细胞自我了结，这一过程被称为"细胞凋亡"（apoptosis），或者诱导细胞进入一种永久停滞状态，即所谓的衰老。由于 p53 在确保我们的基因完整性方面的重要作用，苏格兰邓迪大学的戴维·莱恩，也就是在 1979 年发现肿瘤抑制因子的 4 位科学家之一[1]，给它起了一个绰号，叫作"基因组守护者"。如果这个基因工作正常，身体几乎不可能得癌症。

　　坎皮西认为，衰老细胞已经被证明非常稳定，至少在实验室器皿中是如此。"有传言说，衰老细胞一直在得克萨斯州一个实验室

1　另外 3 人分别是美国新泽西州普林斯顿大学的阿尼·莱文（Arnie Levine）、法国维尔居夫综合癌症研究所的皮埃尔·梅（Pierre May），以及美国纽约史隆凯特琳癌症研究中心的劳埃德·奥德（Lloyd Old）。

的培养皿里活得好好的，直到后来技术人员心生厌倦并拒绝喂养它们为止。"然而没有人知道这些衰老细胞在生物体内有多稳定，也不知道它们究竟能存活多久。不过，科学家们已经确切地知道，各个年龄段的人们，从婴儿期开始身上就存在衰老细胞，而且它们通常是通过免疫系统来加以识别并定期清除。但是随着年龄的增长，我们身上产生的衰老细胞越来越多，这时我们的免疫系统也会老化，清除衰老细胞的效率也会降低。因此，随着年龄的增长，衰老细胞会在我们的组织中积累起来，尤其是聚集在与年龄相关的病症发生的部位，如发生溃疡的皮肤、患关节炎的关节及分叉动脉等。

"事情是这样的，"理查德·法拉格（我们曾在序言部分提到此人）在布莱顿大学研究衰老细胞，他说道，"如果你是我教的那些年满 18 岁的学生中的一员，那么，当你身上产生一个衰老细胞时，它马上就会被摧毁。但是当你到了我这个年纪的时候，这种情形就更像是：'你接通了衰老细胞帮助热线，你的电话对我们很重要，免疫系统代表很快就会来到你身边……同时，这里将播放一些音乐，请不要走开！'"

那么这些细胞是如何积极地促进衰老的呢？衰老细胞没有死亡，而是功能失调。随着它们继续新陈代谢，它们在环境中产生分泌物，这些分泌物将吞噬胶原蛋白，而胶原蛋白的作用是将我们的细胞聚集在一起。胶原纤维又长又有弹性，能保持皮肤紧致和年轻；当它退化时，会留下皱纹，让身体松弛。胶原蛋白退化还会留下空间，给癌前细胞提供增殖机会，而这些癌前细胞先前就潜伏在那里，只是被年轻的体内组织牢牢控制而已。体内组织中细胞的数量相当恒定。另一种理论是，大量衰老细胞的存在堵塞了可用的空间，可能会抑制为便于维护而保留的干细胞的修复和再生。换句话说，这些衰老细胞就像占着茅坑不拉屎的狗一样，完全把新来者拒之门外。如果 DNA 的损伤和衰老是由干细胞本身造成的，那么结果也是一样，即维护不善。

干细胞在各种组织中占据着很小的像口袋一样的位置，或者可称为"龛位"，在那里它们等待命令进行修复。"龛位"所处的环境对保持干细胞的新鲜和健康很重要，有证据表明，它们之中无论哪个衰老了，都会改变环境并损害壁龛中其他干细胞的功能。血管壁上衰老的细胞往往会忘记它们是血管细胞，从而变成骨细胞，于是留下钙沉淀，导致血管硬化，增加中风和心脏病发作的风险。但是，人们认为衰老细胞促进衰老的最重要方式之一是通过慢性炎症——这种现象如此广泛，并且位于该过程的核心阶段，以至于被称为"炎性衰老"（inflammaging）。这些功能失调细胞的分泌物包括大量小分子，被称为"炎性细胞因子"（inflammatory cytokines）。坎皮西解释说："它们是身体在感染或受伤时产生的正常蛋白质。""炎性细胞因子的主要工作是吸引其他分子进入组织，帮助清理伤口，杀死入侵的细菌。不幸的是，这些前来支援的分子的工作方式会产生氧化损伤。"

鉴于衰老细胞所做的种种坏事，现在人们肯定会问，当分裂细胞显然遭受了不可修复的损伤时，为什么肿瘤抑制因子 p53 会诱导细胞衰老，而不能自动触发"细胞凋亡"的自杀机制，并把受损细胞送到回收站去？"问得好！"当我在加州巴克研究所采访坎皮西，请她谈论自己的研究项目时，她这样大声说道，"这个问题也曾困扰了我很长一段时间。"

　　文献中有迹象表明衰老细胞也具有一些积极特性，所以坎皮西和她的同事们对它们进行了仔细观察。他们发现，除了吞噬胶原蛋白的分子和炎性细胞因子之外，这些分泌物中还包括生长因子，即那些可以促进组织修复和再生的分子。他们已经知道，为了愈合伤口，我们的身体需要产生炎症反应（这就是为什么当你割伤自己时，伤口周围的肉会在一段时间内变红发烫）。为了测试这样一个直觉——衰老细胞可能积极参与伤口愈合，坎皮西的团队创造了一种转基因老鼠，在这种老鼠当中，这些细胞会产生一种使自己发光的蛋白质，这样就很容易将它们和体内的其他细胞进行区分了。然后，他们在实验室老鼠的背上割出小伤口，结果发现，衰老细胞果然聚集在受伤之处。当他们清除衰老细胞之后，伤口的愈合就缓慢得多。

　　其他地方的研究人员已经发现在皮肤伤口处的细胞究竟制造出了哪些类型的生长因子。为了测试他们的发现所具有的重要意义，他们清除了实验老鼠皮肤伤口周围的衰老细胞；他们也注意到：这样一来，这些伤口就难以愈合，显然是因为缺失了对愈合过程能起重要促进作用的东西。然后实验人员用衰老细胞提供的生长因子作为替代成分，以药膏的形式抹在伤口上面。"结果伤口愈合良好。"坎皮西说。

　　迄今为止，科学家们一直关注皮肤伤口处的衰老细胞。然而，衰老细胞并不完全相同；它们根据自己在体内的位置以及来自的组织或器官而各不相同。比如，坎皮西怀疑肝脏或肾脏中的衰老细胞会分泌对愈合这些器官的损伤起重要作用的物质。在这方面已经找到了一些诱人的证据。伦敦大学学院的科学家在马克西米娜·云（Maximina Yun）的带领下，以蝾螈为实验对象，试图发现它们的整个肢体被砍掉之后是如何再生的。他们发现衰老细胞在再生肢体起始部位积累起来，但在这个过程的后期会被有效地清除。他们认为衰老细胞在再生过程中发挥着积极的作用——这个预测得到了他们最新发现的支持，即这些细胞对于两栖动物胚胎的正常发育不可或缺：如果将它们清除，幼雏在出生时就会存在缺陷。研究人员也在老鼠身上有同样的发现——衰老细胞有助于发育过程中身体组织的重塑。坎皮西评论说："这又是一把双刃剑。"衰老细胞似乎是促进组织修复和健康发育所必不可少的因素。"但你不想让它们在体内聚集。"

这是至关重要的一点，因为随着我们年龄的增长，它们确实会在体内积存。现在还没有人知道衰老细胞为什么要集聚，或这一过程需要多长时间，但它们是造成慢性轻度炎症的罪魁祸首，因为持续的分泌物会一直给免疫系统传递信号。"我不知道你是否见过免疫细胞进入组织的方式，"英国牛津大学生物化学副教授林恩·考克斯（Lynne Cox）说，她和朱迪思·坎皮西一样对衰老细胞特别感兴趣，"它们实际上在细胞间开辟了一条道路。例如，如果它们正在通过血管，他们会破坏血管的结构，直接穿越血管爬出去。看起来真的很酷！"

考克斯解释说，通常情况下，年轻人体内的白细胞会进入受损部位，并采取相当直接的途径。但是英国伯明翰的研究人员发现，老年人的这些免疫系统细胞似乎失去了方向感，它们沿着体内组织蜿蜒行进，前往受伤的地方，一路上造成巨大破坏。考克斯说："因此，对于一个老年人来说，不仅体内有更多的衰老细胞会分泌这些炎性细胞因子，从而带来更严重的炎症，而且当免疫细胞到达受损部位时，它们也会给身体带来损伤。"

　　像美国的朱迪思·坎皮西一样，林恩·考克斯也是从癌症研究领域转行，然后才开始去研究细胞衰老的。她是一个娇小活泼的女人，浑身上下热情四溢，很容易将你带入她的世界。我在牛津拜访考克斯时，她告诉我：自己从能记事起就对科学抱有兴趣。"我妈妈告诉我，我总是在做'使（实）验'，甚至在我能正确说出这个字眼之前就已经如此了，"她笑着告诉我，"当我还在上小学的时候，我就让妈妈到当地的玩具店买氯化钴，这样我就可以画气象图了。这种化学物质原本是蓝色的，但它受潮时会变成粉红色，因此你就可以根据它的颜色变化来预测天气。天知道我是从哪里学到这种知识的！"她还记得，在很小的时候，她在家里的客厅一直捣鼓氨水，结果发生了爆炸，弄得满地都是碎玻璃。

　　考克斯是在戴维·莱恩（David Lane）的邓迪实验室开始自己的职业生涯的，并致力于对肿瘤抑制因子 p53 展开研究，而 p53 是她的导师在 1979 年和别人一起发现的。考克斯早期重点研究的是基因如何"监督"细胞的复制。p53 是这一网络中处于核心位置的主交换机。为了完成这项工作，p53 接收来受损细胞的信号，并通过开启一套基因来执行自己的程序。考克斯最感兴趣的基因是一种叫作 p21 的基因，它使得受损细胞走向"分裂停滞"而不是自我了结。如果细胞中的 DNA 没有严重受损，p53 会让细胞中的 p21 在短时间内活性爆发，从而使它在继续完成分裂之前有时间得以修复。但是如果 DNA 被严重破坏，p53 会给它注射大量的 p21 基因，使它的活动永远停滞，或者说进入衰老状态。

关于如何防止衰老细胞造成的损害，目前有两种观点。一种方法是开发被称为"返老药"（Senolytics）的药剂，杀死细胞，并送去回收。另一种方法是恢复细胞的活力，使它们再次正常工作。两种方法都各有利弊。近年来，世界各地的许多实验室，包括美国的朱迪思·坎皮西的实验室，已经成功地从老鼠的不同身体部位清除了衰老细胞。坎皮西说："你可以证明，在老鼠患病的情况下，如果你迫使这些细胞过早死亡，它们就不会发展成严重的疾病。""在某些情况下，即使老鼠已经疾病发作，但你采取措施迫使细胞死亡，也可以让它们的症状得到一些改善。这既取决于身体组织，也取决于所患的疾病。"

坎皮西的实验室在罹患关节炎的老鼠身上研究了这种方法对其关节的影响，结果发现几周或几个月之后，受损的关节出现了修复的迹象，并且这些动物走起路来不再步履蹒跚。2016 年，美国梅奥诊所（Mayo Clinic）的研究人员也对老鼠进行了研究，并宣布：通过反复使用返老药这种药物，他们已经可以清除或防止血管中出现导致心血管疾病的钙积累。他们希望将其转化为新治疗方法，为动脉硬化患者造福，取代或补充这些患者今天唯一可用的减轻病症的方法——做手术。

　　牛津大学的琳恩·考克斯说，另一种消除策略是对那种往往使衰老细胞抵制自杀的机制动动手脚，从而迫使它们自我毁灭。她还说，这种方法已经在中年老鼠身上尝试过，并且效果非常显著。但大多数人之所以对返老药怀有担忧，是因为没有人知道：如果将它们用于身体满是衰老细胞的真正年老的动物或人类身上会发生什么情况……难以想象：这种策略可能会导致灾难。

　　同样，在试图减轻损害的过程中，我们总面临一种风险：你这样做会影响衰老细胞对身体所起到的积极作用，其中一些作用甚至对我们的健康至关重要，而还有一些作用可能尚未发现。以皮肤细胞为例。它们构成了我们身体的外壳，以及我们身体与内外环境接触的界面。因此，它们特别容易受到损坏，并且为了达到维护的目的，它们会迅速分裂。当损伤信号消失时，皮肤细胞会走向衰老而不是自我毁灭，对此，一个很好的解释是：我们不能因此而失去太多把我们的身体维系在一起的细胞。

　　那考克斯描述的第二种方案——简单地逆转衰老过程，让细胞重新开始正常工作——其效果又如何呢？研究人员已经在实验室器皿中通过关闭人类细胞中的 p53 和 p21 做到了这一点，因为这两种基因不仅会导致细胞的衰老，还会让细胞的"停滞"状态持续下去。通过操纵这些基因，科学家们就能超越海弗利克极限，让细胞即使端粒变得极短也会继续分裂，直到它们因损伤的不断积累而陷入危机。但是这种策略实质上是关闭肿瘤抑制系统，因此它带来的最大危险是让受损细胞失去制约，从而可能产生癌变。

　　使衰老细胞再生的另一种策略也具有危险性，因为它是通过启动端粒酶（你会记得在大多数人体细胞中它们都没有活性）来重建那些被截短的端粒。考克斯说，但这是一种让我"非常担心"的方法。"如果你开启中年老鼠身上的端粒酶，确实会使它们恢复活力。老鼠的肌肉质量增加；肠道出现改善现象；我甚至认为它们的大脑容量（在实验中）也变大了。但是如果老鼠患有癌前肿瘤，那情况很快就会恶化。"鉴于由健康组织和免疫系统有效控制的癌前肿瘤在美国人中很常见，所以考克斯关于开启端粒酶的警告还是很有道理的。

目前，考克斯和她的团队正在研究一种完全不同的再生方法，这种方法通过一种药物来定位细胞装置中的一个核心成分。该核心成分是一种叫作 TOR 的酶，它能帮助细胞产生蛋白质来完成体内各种任务，并且它在快速分裂的细胞中特别忙碌，因为它要帮助细胞增长体积，从而为分裂做好准备。如果 TOR 工作得太久或太厉害，就会导致细胞衰老。但如果你抑制 TOR 的活动，就会减缓蛋白质的生产速度，于是就会启动内部清理程序，回收所有磨损的成分；根据考克斯的说法，这样一来，衰老细胞又青春焕发了。他们一直在对这种策略进行实验。"我们有一些药物，它们实际上可以对一个极其衰老的细胞进行治疗，让它看起来青春焕发，并且能够继续繁殖……如果你想看的话，我在孵化器里就有一些。"

我对此当然求之不得。没有什么比真正接触谈论对象更能让人理解所谈内容的了，于是我跟着考克斯穿过走廊，然后穿上一件实验工作服，从一个倍数很高的显微镜下观察她从孵化器里拿出来的一些载玻片。其中包括一个年轻人所提供的一些正常皮肤细胞，以及一个年龄较大的人提供的衰老皮肤细胞。相比之下，后者看起来确实又破又旧，让我想起一个过了保质期的鸡蛋，打破之后倒进煎锅，它会在锅底流散开来，而不是像新鲜鸡蛋那样牢牢地保持自己的形状。然后是奇迹般活跃起来的再生细胞。

通过使用朱迪思·坎皮西的小组开发的蓝色染料（这种染料只会改变衰老细胞的颜色），考克斯和她的团队能够在给细胞用药之后跟踪观察它们发生的变化。在用药之前，他们培养的皮肤细胞中有 65% 变成了蓝色，表明这些细胞已经衰老。经过一周的治疗之后，只有 15% 的细胞仍然呈现蓝色，但其余的细胞则像年轻时代一样在快乐地分裂。有趣的是，当他们停止用药之后，衰老细胞又逐渐恢复到先前的衰老状态。此外，科学家们还能让细胞在衰老和年轻之间来回切换，并让其中的许多细胞存活几十代的时间——远远超出了细胞寿命的正常范围。

考克斯和她的团队使用的这种药物是仿照 2009 年以来令老年学界异常兴奋的一种药物开发的。2009 年，美国国家卫生研究院的科学家在寻找抗衰老化合物的过程中发现了该药物，它能将老鼠的平均寿命提高 12%，同时还能显著改善它们的健康状况。如今雷帕霉素（Rapamycin）已经进入药柜了；它是一种免疫调节剂，传统上用于抑制移植器官的排斥反应。这种药物是从在复活节岛发现的一种土壤细菌——吸水链霉菌（Streptomyces hygroscopicus）——中产生的，并于 1972 年首次被提取出来。它最初是作为一种抗真菌药物而开发的，依照它在复活节岛上的本名"雷帕努伊"（Rapa Nui）而命名为"雷帕霉素"。今天，世界各地的实验室都用雷帕霉素来测试它对衰老过程的多重影响。

例如，2013 年，巴克研究所的研究人员报告说，老年老鼠会遭遇与我们人类老年相同的一些心脏问题：心脏增大、血管壁增厚、血压升高。然而，仅用这种药物治疗 3 个月之后，老鼠的心脏功能和总体健康状况就有了明显改善。相比之下，实验室中未经治疗的其他老鼠的健康状况则进一步恶化。

但是，雷帕霉素的缺点在于，它可能产生一系列让人多少不舒服甚至严重威胁健康的副作用，表现症状从便秘和脚踝肿胀到血液中胆固醇和糖分的含量异常偏高，此外还会增加罹患 II 型糖尿病的风险。雷帕霉素能够抑制免疫系统，虽然这对避免肾移植之后所产生的排斥作用非常有效，但它也会使人们容易受到感染。

不过在 2013 年的时候，研究人员还不知道这种药物是如何对老鼠心脏产生作用的，只知道它会影响 TOR 网络，而 TOR 网络是细胞装置的核心部分，考克斯和她的团队曾对其追踪定位，并让我在他们的实验室观看它如何让衰老细胞恢复活力。（事实上，TOR 代表 "target of rapamycin"，即雷帕霉素的标靶。）但是进一步的研究表明，它抑制或改变衰老细胞的分泌物，而这些分泌物会对体内组织造成巨大破坏。它似乎还可以启动一种被称为 "自体吞噬"（autophagy）的自然回收过程，即拆解受损细胞，回收其中可用成分，从而提供构件，制造可以取代它们位置的新细胞。

2015 年，坎皮西的团队与巴克研究所以及其他地方的研究人员合作，发现通过控制雷帕霉素的剂量并间歇性给药，就可以选择性地阻断分泌物中引起炎症的那种元素（它是让人头疼的衰老因素），并且不会阻断分泌物中愈合伤口所需的其他一些元素。他们发现，炎症反应极其错综复杂，其过程一旦被中断，细胞则需要很长的酝酿时间才能将它恢复过来，因此间歇性给药是一种有效方式。重要的是，这种用药方案降低了产生副作用的风险。坎皮西在宣布他们的研究结果时说，我们认为这可以为治疗包括癌症在内的与衰老相关的疾病提供一个值得仿效的新范式。"请想象一下，以后你每隔几年只需服药几天或几周就可以了，而不是在你的余生中每天都吃一些产生副作用的东西。这让我们可以用一种新的方式来考虑如何应对与衰老相关的疾病。"

同年，华盛顿州立大学的研究人员开始让人们把宠物狗送来参加雷帕霉素试验，因为他们相信如果这种药物能在人类最好朋友的身上起到减缓衰老和改善健康的作用，将会激发公众对此产生丰富的想象力，并有望获得公众对衰老研究的普遍支持，而这样的效果是先前仅仅对老鼠、果蝇和蠕虫做实验所无法企及的。这次试验只接收了很少的一些中年大狗，因此，通常情况下，它们的预期寿命应当比小狗的短。并且这一特殊试验的目的是检验雷帕霉素的用药是否安全。事实证明：到目前为止，这种药物是安全的。下一阶段将测试这种药物的长期使用效果，及其他在延缓老年疾病方面的作用。

针对动物（包括蠕虫、果蝇、老鼠、狗）所做的实验，教会了我们大量关于衰老细胞以及我们如何操纵它们的知识。但是，如果实验对象换成人类自己，又会出现怎样的情况呢？为了深入了解衰老细胞对我们的影响，我们可以观察患有早衰症（或提前衰老）的人类案例。

第 5 章

未老先衰

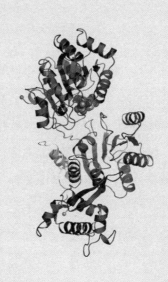

　　1月一个寒冷的下午，我在伦敦一家装饰得虽然豪华但却显得古板的老酒店中，遇见了马克·琼斯[1]和他的母亲帕特，我们在一起喝茶。马克如今已经30多岁了，他是一个身材矮小的人，五官长得小巧精致，就像鸟儿一样。他的声音尖细并且非常沙哑，就像患了喉炎一样，除此之外，他身上几乎看不出有什么异常。然而马克在出生时就很轻，尽管他并非早产，但只有大约1.8千克，以后他的体重也从未赶上过同龄人；此外，他没有像别人一样在青春期经历通常会出现的生长突增，并且至今身高才160厘米（5英尺3英寸）。马克一生都饱受皮肤问题、肌腱及关节僵硬和疼痛之苦，这些症状偶尔会造成他双腿肿胀，难以下床。他告诉我："我有一副拐杖已经在身边陪伴15年了。我离不开它，因为我的一条腿时不时会闹别扭，并且真的非常非常疼，发作起来时，我甚至不能弯腿或走路。"

　　对于一个一直热爱运动的人来说，出现这些情况让人很为难，

1　这不是他的真名。我们为了保护他以及他家人的隐私而故意隐去了患者的真名。

但只要身体允许，马克就会在日常生活中重新找回自己的乐趣。31 岁时，他第二次参加伦敦的马拉松比赛，但是膝盖上的一根肌腱发生断裂，他被迫走完剩下的一半赛程。他的眼睛已经做了白内障摘除手术，臀部也被换掉，此外他必须小心地护理自己的皮肤，尤其是手脚两处的皮肤，因为它们感觉绷得很紧，并且对寒冷非常敏感。

多年来，当身体情况恶化时，马克就会去看医生。在这期间他偶尔会被转介给一些专家进行检查，但他们永远也说不出他身体的毛病出在哪儿。有人荒唐地暗示：这种病可能由于他所从事的体育活动引起的。虽说诊断是一门艺术，并且马克患上的是一种罕见的疾病，但问题是他所见到的每个医生都只会把每个病症单独对待，因此治疗方案从来都是"头痛医头，脚痛医脚"。直到有一次他在工作中接受常规健康检查，才有人退后一步，看到更宽阔的视野，于是困扰他和家人的那些问题开始逐渐有了答案。

当时，马克被要求列出他多年来寻求治疗的所有病症。他告诉人们："给我做健康检查的医生真有一套！她问：'哦，还有一些事情……这些年来，有没有人试图把你的所有症状联系起来进行诊断？'"于是，他被介绍给了一位风湿病学家，他记录了马克的全部病历，并对自己的病人做了仔细检查，然后他暗示马克可能患有"维尔纳氏综合征"（Werner's syndrome）。风湿病学家建议他进行基因测试，于是马克的血液样本被送往英国进行基因测试，然后送往荷兰进行最终分析。基因测试的时间是 2015 年 10 月，但马克直到 2016 年 4 月才终于被确诊：他的确患了维尔纳氏综合征，一种让人过早衰老的疾病。

"这是一个滑稽的场景，因为你在想，'好了，现在我的病终于有了一个名字；这是件好事，因为他们就可以对症下药了'。"他回忆说："但是当你对这种疾病有所了解之后，你才知道事情不是你想象的那样……它根本不是吃几颗药就能解决的小毛病。所以在某种程度上这是一个令人担忧的问题，但我们只能安慰自己，'好吧，我们来试试看，说不定就真的管用了呢'。"他在互联网上搜索，了解病人的存活率（平均预期寿命为 46 岁），他可能经历的各种情况（包括骨质疏松症，心血管疾病，早发型癌症，皮肤、肌肉和肌腱萎缩），以及这些情况可能对患者容貌产生的影响，之后，他变得更加忧虑了。患有维尔纳氏综合征的病人往往秃顶或者头发过早变白，由于皮下脂肪的减少，面部会变得消瘦，四肢像干柴棍一样，让身体显得又矮又圆。马克说："你会变得消极悲观，总是看到事物最坏的一面。""看来我只有 8 年的时光了。我在想：我还没去过南美，我还想到中国的长城上去走走……"

布莱顿大学研究维尔纳氏综合征的理查德·法拉格说："维尔纳氏综合征的一个关键特征是细胞的分裂能力会大大受损。"伦纳德·海弗利克在 20 世纪 60 年代证明，正常人类细胞的分裂存在一个上限：其数量只能倍增 50 次左右。然而对于维尔纳氏综合征患者来说，超过 90% 的培养细胞倍增不足 20 次。这说明细胞在分裂能力上存在的巨大差异。法拉格说，尤其是当你从细胞数量的角度来考虑时，会发现细胞数量将呈指数级增长。在一个组织当中，可用于修复和维护的细胞总数应当是细胞分裂能力的 2 次方。"所以细胞总数通常就是 50 的 2 次方。但在维尔纳氏综合征患者体内的细胞总数只有 20 的 2 次方。这算下来可是一个巨大的差异。它不是两倍的差异，而是 30 次方的差异。据我计算，在一个人的一生之中，大约相当于 1125 千克细胞。"

法拉格认为，大量的证据表明，维尔纳氏综合征患者的大多数临床特征是衰老细胞积累的结果，因为它们超过了免疫系统清除衰老细胞的能力，而这又是因为免疫系统本身会随着年龄的增长而降低工作效率。

法拉格自 20 世纪 90 年代初研究维尔纳氏综合征获得博士学位以来，就一直在研究这种疾病。他对衰老领域的研究之旅始于 6 岁时，当时他在家里的老式黑白电视机上看了一部英国广播公司的纪录片，其中讲到海弗利克极限。"那部纪录片，"他咧嘴笑着回忆道，"像所有科学纪录片一样向我们传达了两方面的信息：一方面是说：'它是不是很吸引人和令人惊叹！'另一方面，则告诉我们：'晚安，孩子们，科学家们正在调查这个案子。'我们马上就要找到征服癌症的治疗方案了！"法拉格被这部纪录片迷住了；从那时起，他就想在将来成为一名科学家。他说："但我同时意识到，我将来也许会对老年医学的某个领域进行研究。""因为我的父母……我们失去了自己的家；我们和祖父母住在一起，和老年人住在一起有一种很强很强的优势，可以让你将来不会把他们视为某种来自地狱的扭曲变种人。他们是真实的人。我和祖母之间的关系非常亲密，我们在一起过得非常非常愉快。"

法拉格在 20 世纪 80 年代从伦敦帝国学院获得生物学位，当时几乎根本就不存在老年学领域，并且关于衰老生物学方面的文献极其稀少。但是在伦敦著名的福伊尔斯书店的书架上翻寻时，他发现了一本小书，叫作《生物学研究 151：衰老》（*Biology 151: Ageing*）。于是在坐长途汽车去海边拜访朋友的路途上，他捧着这本书兴奋地阅读起来。其中有一篇关于哈钦森－吉尔福德综合征（Hutchinson-Gilford syndrome）和维尔纳氏综合征的短文。前者是一种导致儿童过早衰老的疾病，后者要等到青春期前后才会出现。法拉格特别感兴趣的是，两种疾病都被认为是由单个基因的突变引起，然而当时没有人知道其中到底涉及哪种基因。当时，科学家们正在寻找许多严重遗传疾病背后的突变基因，在囊性纤维化和杜兴氏肌肉萎缩症等疾病中取得了成功。发现寻找致病基因的工作还悬而未决时，法拉格很快确定自己真正想做的是研究维尔纳氏综合征，并找出其中的致病基因，因为它突变之后给"人类带来看起来非常像衰老的多种特征"。

　　法拉格最终幸运地达成心愿：他于 1994 年修成博士学位，而造成维尔纳氏综合征的基因则于 1996 年被乔治·马丁（George Martin）和他在西雅图华盛顿大学的同事们共同发现。人们发现了一种简称为 WRN 酶的配方，但当基因组被复制时，这种酶在细胞分裂过程中会展开 DNA 链。但是法拉格在撰写博士论文的过程中发现，造成维尔纳氏综合征患者体内细胞寿命如此短命的原因在于：它们衰老的可能性是正常人体内细胞的 3~5 倍。在前一章中，我们看到端粒是随着细胞的每次分裂而变短，从而测量海弗利克极限（细胞的正常寿命）。维尔纳氏综合征患者体内细胞的端粒缩短速度似乎比正常细胞快，并且会比正常细胞更早或更长时间地触发警报信号。

维尔纳氏综合征与端粒之间的联系——因此也与端粒酶（在某些组织中补充端粒的酶）之间具有联系——揭示了这种疾病的另一个令人困惑的特征：与正常衰老不同，它不涉及患者的全身。法拉格说：“免疫系统和神经元似乎没有受到影响。”“所以你所看到的是一幅有趣的马赛克图像，其中一些组织受到非常非常严重的影响，还有一些组织则根本不会发生变化。那么，这到底是怎么回事呢？事实上，激活了端粒酶的组织会受到保护，不会遭受维尔纳氏综合征的影响；但那些没有激活端粒酶的组织则不会受到保护，这种情况下它们通常会受到严重影响。”

但端粒只提供了一半的答案。这些染色体保护帽的异常行为本身不足以解释维尔纳氏综合征细胞衰老的异常速度。在上一章中，我们看到 DNA 所受到的（从阳光的紫外线辐射到自由基，或有毒化学物质的活性等造成的）各种损害是如何阻止体内细胞活动的。事实证明，维尔纳氏综合征患者体内的细胞对来自任何地方的损伤信号都比正常情况下更为敏感，同时也更愿意给细胞的活动踩下刹车。但是为什么呢？

林恩·考克斯，这位在显微镜下给我展示衰老细胞的女士，很偶然地发现了谜团中的这个关键部分。自她最初在苏格兰邓迪实验室从事癌症研究的时候，她就开始对细胞分裂和复制的机制表现出兴趣。她特别关注这套机制中的一小部分内容，它沿 DNA 带滑动，在这个过程中把蛋白质拖进来完成各种任务，从而协调产生两条新链，此外，它还在前进的过程中清理碎片。

1996 年，考克斯在纽约附近的冷泉港实验室参加了一个关于细胞复制的会议。该会议邀请参加小组把一些海报贴在会场边缘的展板上面，以展示他们的有趣发现。在此期间，考克斯也对这些海报进行浏览。她偶然发现了一张海报，内容是关于维尔纳氏综合征的致病基因如何被发现的，其中还提到一个现象：如果病人身上的 WRN 基因产生突变，就会很快变老。海报上没有对此进行解释，也找不到分析原因的理论，只是陈述一个简单的观察现象而已。通常，在举办大型科学会议时，会展示数百张海报，因此考克斯很容易在众多的展览中错过这一报道。但是考克斯阴差阳错地就在这张海报前面停了下来，并且她很快就被上面的内容所吸引了。她记得在自己实验室的小工具箱（复制平台）中所插入的蛋白质的基因序列，而 WRN 似乎携带着其中一个熟悉的代码。它可能是插入平台的蛋白质之一，并在复制中执行一项关键任务吗？

回到牛津大学的实验室后，考克斯对自己的直觉进行了测试，结果发现这种猜想是对的。它的基本工作原理是：在正常的活动过程中，当复制平台沿着 DNA 带滚动时遇到一块损坏区域时，它会停止滚动并把一个呼叫信号发送给附在平台上的 WRN。WRN 有一把分子小剪刀，用来剪下受损的 DNA 片段，然后将其扔掉，从而可以让机器沿着 DNA 带继续前进。但是如果 WRN 基因本身出现了缺陷，它就不能响应这个呼叫信号，于是整个过程就会戛然而止，并给细胞带来灾难性的后果。

理查德·法拉格解释说，复制平台"有点儿像自行车，只要它们能继续移动，就会保持非常稳定的工作状态。但如果它们停得太久，整个过程就会陷入崩溃。于是 DNA 修复酶急忙赶来现场救火，而它们通常只是通过简单删除的方式来解决整个危机。因此你在这一过程中会丢掉大块的 DNA 内容"。你所剩下的是具有大量微小染色体断裂和畸变的细胞，这些缺陷会激活抗癌机制，从而让它们"突然衰老"。

　　正是这些缺陷细胞造成的慢性炎症，导致了马克·琼斯的关节、肌腱和背部疼痛，并且让他的皮肤出现问题。炎症也与他最近被确诊的糖尿病有关，在大多数情况下，他和其他的维尔纳氏综合征患者都会遭受痛苦。这实际上是明显的"炎性衰老"，关注维尔纳氏综合征的一小群老年学专家将它视为一个模型，能够反映我们其他人如何以更悠闲的步伐走向衰老。他们已经研究出维尔纳氏综合征细胞中出现的混乱局面是如何引发衰老的——当这种细胞开始做坏事时，它如何发出痛苦的信号，并引发一连串后续事件使其自身陷入永久停滞的状态。在这场连锁反应的顶端是一种蛋白质，叫作 p38 MAPK[1]。这种蛋白质控制了下游玩家的活动，并促进合成我们在上一章中所提到的炎性细胞因子，这些分子可以激发免疫系统，使其一直运转，从而导致慢性炎症。

　　p38 MAPK 在类风湿性关节炎、银屑病[2]和克罗恩氏病[3]等炎性

1　首字母代表 p38 有丝分裂原活化蛋白激酶。
2　这是一种皮肤病症，患者的皮肤会覆盖上银白色的鳞片，出现具有硬壳的红色片状斑块，令人搔痒难忍。这些斑块通常出现在肘部、膝盖、头皮和背部下方，但也可以出现在身体的其他部位。
3　一种炎症性肠病，可能影响从口腔到肛门的胃肠道的任何一个部分。

疾病中的作用早已为人知晓，许多大型制药公司一直在竭尽全力地寻找安全有效的阻断方法来治疗这些疾病。然而，威尔士卡迪夫大学的戴维·吉卜林（David Kipling）和他的同事们是第一个退后一步，从而看到更多全景的研究人员：p38 MAPK 不仅参与促进炎症发作，而且在整个应激过程中起着关键作用，因此它也在关闭细胞，导致衰老的过程中扮演重要角色。至少这种情况在维尔纳氏综合征患者身上就是如此，而且很可能我们所有人都是这样。

但要证明这种直觉，意味着我们要对阻断 p38 MAPK 的机制展开研究，看看它们会产生什么效果。由于开发一种具有如此巨大市场潜力的药物涉及的投入很高，大型制药公司对此讳莫如深，他们在那个时候不愿意分享自己的药物配方。于是吉卜林向马克·巴格利（Mark Bagley）寻求帮助，后者现在是苏塞克斯大学的有机化学教授。

我曾到布莱顿郊区绿树成荫的校园里采访巴格利。他在实验室里告诉我："这方面的问题是：p38 MAPK 是一种你无法提取出来的蛋白质，但能否将其提取出来，对许多研究过程来说绝对具有至关重要的影响。吉卜林感兴趣的是，试着证明这种蛋白质是一种不可或缺的因素，它与维尔纳氏综合征的病理情况有关，因此也与加速老化有关。我想知道的是：在某些情形下，正常人也会发生类似的加速老化吗？比如，在端粒变短之前，压力是否会导致细胞过早老化？"这是一个重要的问题：像托尼·布莱尔和贝拉克·奥巴马这样的著名人物，他们分别担任英国和美国政府首脑时都以一副年轻的新面孔呈现在世人面前，但等到几年之后他们卸任时，两人都已显得忧心忡忡、白发苍苍、日渐憔悴。对于他们身上出现的这种迅速变化，谁都想知道，工作压力是否也在其中难辞其咎？

巴格利身材高大，笑容满面，留着一头姜黄色头发和满脸乱蓬蓬的胡须。他说："当时我还在卡迪夫，因为医学院和传统大学刚刚合并，所以新的合作机会出现了。""一封电子邮件仿佛从天而降。所以吉卜林和我聚在一起喝咖啡……当科学家们合作时，相处得好，能相互交流，这一点很重要。而我俩就相处得很好！"巴格利同意，如果吉卜林能争取到资金，从而在他的化学实验室雇用足够多的人手，那自己就愿意合作，和他一起研究能够阻止 p38 MAPK 的化合物。开发一种专门针对这种特定蛋白质的化合物，让它在一系列不和谐杂音中只消除某个音符，这确实是一项艰苦的工作。因为 p38 MAPK 在众多的细胞过程中都起着至关重要的作用，所以巴格利和他的团队不能在不对细胞造成巨大伤害的情况下提取出这种蛋白质。但科学家们正在研究的维尔纳氏综合征细胞又极其珍贵：这方面的患者在世界上很少发现，因此这种细胞的供应极其有限。而他们在实验室培养皿中培养出来的细胞在一系列相关过程中会受到严重影响。它们都处于不同的寿命阶段。从基因的角度看，它们来自不同的患者，因此独一无二，没有两个细胞系的表现会完全相同，但这使得细胞生物学家很难弄清其中到底发生了什么。

"我认为，我们制造了 8~10 种不同的化学抑制剂，它们都是首先针对 p38 MAPK，然后从 p38 MAPK 向下游移动，看看我们是否能避免因取出这种蛋白质所导致的一些毒副作用。接着我们试图转移到其他信号通路，看看它们是否也参与其中。在整整 15 年以来，这些研究可能花了大部分时间。"巴格利说。

他们研究的结论是 p38 MAPK 作为压力反应的关键参与者，直接造成维尔纳氏综合征患者的过早衰老。他们的结果还表明，在某些情况下，面临压力可能会让我们任何人都加速衰老，因为这甚至会在端粒完全变短之前就让我们的细胞变得衰老。但是，除了对衰老的发生过程提供重要见解之外，吉卜林和巴格利实验室之间的合作可以为维尔纳氏综合征患者提供即时的实际帮助。

日本被诊断出患有这种疾病的人比地球上任何其他地方都多。在那个国家，这种疾病被认为这是由一种"创始者突变"（founder mutation）引起的。也就是说，这种突变是由一个单一的个体引入日本的，而该个体是今天许多携带突变基因的日本人共同的祖先。理查德·法拉格一直与一群在日本护理病人的临床医生密切合作，他说："我曾亲自去看了这些患者所面临的实际情况，结果发现他们生活得非常糟糕。虽然他们的预期寿命提高了，但他们的生活质量并不好。"

其中一个主要问题在于他们的伤口不会愈合，许多人的伤口发展成溃疡。溃疡通常出现在他们的脚和脚踝两个部位，是由于真皮层萎缩所致，这样的皮肤很容易撕裂。溃疡一直蔓延到病人的骨头。试图移植病人背部或手臂的皮肤来治疗溃疡的手术本身就非常痛苦，并且通常不会产生实际效果，因此病人最终只能截肢，然后在轮椅上度日。

在他们的研究过程中，吉卜林和巴格利发现经过 p38 MAPK 抑制剂治疗的维尔纳氏综合征皮肤细胞恢复了正常：它们不但不再对 DNA 高度敏感，而且恢复了正常的寿命。法拉格热衷于用这些化合物来治疗病人的溃疡。大型制药公司开发的许多 p38 MAPK 抑制剂已经可以在临床上使用，并在试验中得到证明：用它制成的可服用药丸对治疗患者的类风湿性关节炎有效。但是它们还没有放在医药柜里，因为长期服用它们会中毒（特别是对肝脏而言）。法拉格的意图是，与日本的会诊医师合作，尝试将这些化合物中的一种作为软膏涂在溃疡边缘，然后在溃疡愈合后立即停止治疗。

他说："我非常想这么做。我认为 20 年后……既然病人已经配合我们进行了实验，我真的很想看到它产生一种实际的结果。因为我们在做什么？我们正在使细胞的生长恢复正常。我们正在目睹维尔纳氏综合征患者的细胞衰老所引发的问题，我希望看到这种病理得到解决。"

但是当你谈到提高维尔纳氏综合征皮肤细胞复制能力的可能性时，他则带着明显的沮丧情绪说道："总有人会问：'那关于癌症的风险怎样控制？'对此我的回答是：你喜欢挑选哪一个？是双侧截肢还是承担可能患癌的风险？你说了算，伙计……所以我非常希望我们最终能有所作为。"

通过研究培养皿中的细胞，可以学到很多关于衰老的知识。但是理论迟早必须在活的生物体中进行测试，因为在生命的过程中，细胞一直在相互交流，并影响彼此的行为。维尔纳氏综合征和其他过早衰老的情况之所以在帮助人们深化认识方面非常有价值，是因为其中具有一个巨大的优势：我们在显微镜下观察到的是人类自身的生物现象，而不是用其他生物来替代观察对象。但是过早老化的情况确实具有一定的局限性。一是因为它们是由单个基因突变引起的，而正常衰老则是多个基因共同作用下的产物，但这些基因通常只是执行自己正常的任务而已；另一个限制在于，没有任何一种早衰症状会影响到病人的全身。

对于维尔纳氏综合征——特别是其作为一种衰老模型——的局限性，有一点值得特别提醒大家注意：当然，不是我们身体中的所有细胞都会不断分裂。有些细胞，如肝脏细胞和肾脏细胞，只是偶尔在需要修复损伤的时候才会被激活这样做。而其他一些细胞，包括心脏细胞、红细胞、脑细胞和神经细胞，都被归类为不会分裂的细胞。因此，细胞衰老绝不可能是导致衰老的唯一机制，虽然看起来隐藏在这种复杂现象背后的好像只有一种机制。在接下来的章节中，我们将研究其他一些假设和机制。但是现在，我要暂时停止这项艰难的调查工作，向你们介绍一些出演这出衰老研究剧的最重要的非人类演员。

第 6 章

软体动物"明"及其他模型生物

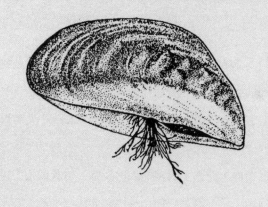

"果蝇？"我的搭档怀疑地问，"什么，你说的就是我们看到的那些在我们的食物垃圾箱旁边飞来飞去的小东西？"我试图向他解释，通过研究果蝇（其学名是黑腹果蝇），人们对衰老机制以及与年龄相关的疾病（包括痴呆症、癌症、心力衰竭以及糖尿病、炎症和视力衰退在内）获得了很多深入的了解。但我们从中可以引出一个很好的问题：科学家是如何通过研究如此微小的生物来揭开大自然中的生死秘密的？其实我也很想知道答案。

马尔·卡梅纳（Mar Carmena）是一名果蝇生物学家，她在这一领域已经工作了将近 30 年。她主要想搞清楚细胞分裂的机制。受精卵在此过程中会严格遵循一套极其复杂的发育程序，从单一细胞成长为成熟个体。卡梅纳在自己的祖国西班牙读大学本科时第一次遇到把果蝇作为模型生物的情况，因为当时她在实验室帮忙，以换取在国立马德里自治大学上学的经济资助。"那是一个令人非常激动的时刻，"她用柔和的西班牙口音告诉我，"当时是 20 世纪 80 年代末，他们刚刚发现许多决定果蝇身体形态的基因在人类中也存在。所以这两个物种身体发育背后的生物过程应当大致相同。"

卡梅纳后来到了邓迪大学,在戴维·格洛弗(David Glover)教授的实验室里做博士后,并继续研究果蝇,而戴维·格洛弗教授则是力主在全世界合作进行果蝇基因组测序的发起者之一。今天,她在爱丁堡大学牵头做一个果蝇研究项目。我们采访的地点就在她的办公室,从那儿可以看到亚瑟王座(Arthur's Seat)这座矗立在市中心的青草覆盖的死火山上面壮丽的景色。我想仔细看看她研究的这种模型生物。负责饲养和照顾果蝇的是艾玛·皮特(Emma Peat),她和卡梅纳一起带我去了一个小房间,在那里她们把实验对象按世代和基因背景分开,放在数百个密封的烧瓶里。这个房间没有窗户,而用来喂养果蝇的酵母和糖混合之后,散发出一股令人作呕的麦芽醋味。入口处有一道网帘,充当一道额外的预防措施,防止任何转基因生物飞出外面的广阔世界。烧瓶里满是果蝇,看起来就像我们在学校用来学习磁性时所用的微小铁屑。但是这些注射了二氧化碳气体的果蝇一旦放到显微镜下放大 50 倍,其身体结构简直清晰得惊人。它的头部、胸部和腹部非常明显;你可以在橘黄色的复眼中分辨出单个细胞,看起来就像针插一样带有微小尖刺;它身体和腿上的毛发像仙人掌上的刺一样突出;你可以看到它的内脏在如何工作,甚至可以看清它的性别。但同样令人惊讶的是,你的大脑很快就适应了眼前图像的大小——这对研究人员来说尤其重要,这样一来,只要稍加练习,你就可以用触须般精密的专业仪器几乎毫无阻隔地触摸和解剖这只果蝇,仿佛这就是它的正常大小一样。

第一个提出把果蝇当作基因研究中的模型生物的科学家是昆

虫学家查尔斯·伍德沃思（Charles Woodworth），他在 19 世纪末第一次在哈佛实验室培育出果蝇。但是真正把果蝇带入主流科学研究当中的科学家是胚胎学家托马斯·亨特·摩根（Thomas Hunt Morgan），他在 1908 年就开始用果蝇研究遗传机制。果蝇作为一种模型生物深深地吸引了他，因为它们繁殖快，生命周期短，价格便宜，还易于管理。

摩根于 1866 年出生在肯塔基州一个发展繁荣的南方种植园主家庭，他是一个邦联军将军的侄子，也是美国国歌《星条旗永不落》的歌词作者的曾孙。此外，摩根从小就热爱大自然——他喜欢收集鸟蛋和化石。他从 16 岁开始在大学学习科学，24 岁获得约翰·霍普金斯大学动物学博士学位。

到了 20 世纪初，他在位于纽约的哥伦比亚大学建立了果蝇室。这个实验室只有 5 米宽、7 米长，里面被 8 张桌子和数百个装满果蝇的玻璃烧瓶占得满满当当。一串熟透的香蕉（果蝇食物）挂在天花板上，让整个实验室都弥漫着一种发酵的味道，但就是这间果蝇室，在之后却闻名于世。因为在这里，摩根证实了染色体遗传学说，即基因（不久前才得以命名的遗传单位）像一串珠子一样携带在染色体上面。他在 1915 年发表了一部著作《孟德尔遗传机制》（*The Mechanism of Mendelian Heredity*），这部著作让他在 1933 年获得诺贝尔奖，并给他赢得了"遗传学之父"的称号，尽管这一荣誉常常被认为应属于奥古斯丁修会修道士兼科学家格雷戈尔·孟德尔（Gregor Mendel），因为摩根证实的就是他所提出的一种抽象理论。

　　1856 年，孟德尔获准可以在布尔诺修道院的一个大型实验园中进行研究，这个地方当时属于奥地利帝国，在今天的捷克共和国。孟德尔大学时代就对科学感兴趣，他开始研究豌豆，为了获得某些性状，如植株的高度和颜色，而对数万株豌豆进行育种和杂交，试图从中找出遗传规律。1865 年，他在一次科学会议上发表了两次演讲，描述自己的发现并阐述自己的理论。

　　但这里有一个非常讽刺的地方，因为摩根是带着一种怀疑态度开始果蝇研究的：他不接受孟德尔关于有"一些无形因素"驱动遗传的推测，也不接受查尔斯·达尔文关于进化机制是自然选择的理论。相反，他已经自己着手调查，开始挑战这两位科学家的假设。但是摩根在果蝇实验室所观察到的现象为这两位科学家的抽象理论提供了清晰的实验证据，并决定性地改变了他自己先前的想法。他在那个破旧的小房间里一定有了令人兴奋的发现，因为他意识到，这些基因实际上可以给他最感兴趣的 3 个问题提供一个统一答案：是什么将身体特征从上一代传到下一代；进化背后隐藏着什么作用机制；鸡蛋是如何发育成胚胎，然后变成成年的公鸡或母鸡的？

　　这个存在于 1910—1928 年的果蝇室，对科学界产生了巨大的影响。在那里率先进行的研究帮助果蝇成为生物学中使用最广泛的模型生物之一，并且这么多年以来，对果蝇的研究还带来了几位诺贝尔奖获得者。其中值得一提的是爱丁堡大学的赫尔曼·J.穆勒（Hermann J. Muller），他发现了辐射对 DNA 的诱变效应，并因此于 1946 年获得诺贝尔医学奖。

　　到了 2000 年，科学家对果蝇基因组的测序工作已经完成，他们发现果蝇大约由 13600 个基因组成，并且只携带了 4 条染色体。当科学家在 2003 年最终完成对人类基因组的测序时，发现 60% 的果蝇基因也在我们身上存在——这一事实令人难以置信，因为这意味着这些基因在难以想象的亿万年时间里一直保存在两个物种之中，并从我们大约生活在 35 亿年前的共同祖先那儿开始，已经过了无数代的遗传。我们现在知道，在人类身上的致病基因中，大约有 75% 也可存在于果蝇身上。

　　果蝇相对简单的基因组易于操纵，便于模仿预期的效果，而且这种生物生殖力强，繁殖迅速，并且维护成本极低，还不会引起动物权利组织的注意，这使得各个领域的生物学家都很喜欢用果蝇来做实验。这些年来，科学家已经收集了大量关于果蝇的信息，并形成一套对其基因组进行操纵的全面技术。如今，研究人员几乎可以从美国和欧洲的果蝇储备中心获得各种现成的基因突变体，并且可以访问果蝇基地网站，从而获得丰富的关于果蝇生活习性以及如何用果蝇进行实验的知识。

　　与人类的 1000 亿个神经元相比，果蝇的大脑只有 10 万个神经元，因此也就提供了一个极度简化的系统，便于我们探索大脑功能和疾病过程的基本原理，以及测试相关理论。事实上，最先将果蝇作为简单模型进行研究的神经科学家就已经发现，果蝇的大脑与包括人类在内的哺乳动物的大脑非常相似。它有一个血脑屏障，旨在保护大脑免受在身体其他部位循环的有害物质的侵害；此外，果蝇具有复杂的中枢神经系统，以及和人类非常相似的组织特征。

对科学家来说，要把果蝇的大脑分离出来，简直是小菜一碟。马尔·卡梅纳说，即使发育到第三个幼虫阶段，果蝇仍基本上是一个组织囊而已，而当它把自己包裹进茧中准备变成一只成年果蝇时，其大部分组织将被丢弃和回收。但是在那个囊内，果蝇成体的大脑和中枢神经系统已经形成。"所以我们实际上可以拿起一只幼虫，比如，用你选择的一种抗癌药物来对它进行治疗，并观察这对神经系统所产生的影响……我的意思是，虽然你由此而得出的结论显然具有局限性，但是在细胞分裂和分化的基本过程中，你实际上可以开始察觉这样是否会出现问题。"

虽然果蝇通常不会患上果蝇型痴呆症，但它身上确实具有让我们罹患阿尔茨海默氏病的那种基因。基于这方面的原因，研究人员培育了转基因果蝇，它们可以模仿阿尔茨海默氏症的各种症状，包括大脑中由于蛋白质斑块的积累而导致的记忆丧失（不管你信不信，果蝇确实拥有记忆，而且可以提供量化研究）、运动缺陷、学习困难和早期死亡。这些转基因果蝇以及被科学家"设计"来模仿其他一系列脑部疾病的生物，已经被用来研究各种神经退化过程，并测试对这些过程进行干预的想法是否可行。研究人员创造的一些果蝇基因突变体具有非常花哨的名称。例如，"猝死"基因会因大脑退化而过早死亡；"海绵蛋糕"基因导致的症状和克雅氏病（疯牛病）非常相似；而"瑞士奶酪"基因随着果蝇的衰老，会显示出与运动神经元疾病接近的病理学特征。

通过研究果蝇的复眼可以学到很多东西，因为复眼就像进入果蝇大脑的一扇窗户。眼睛由大约 800 个富含神经细胞的个体组成，随着表面变粗糙并开始收缩，细胞失去色素沉着，眼睛很快就会出现退化的迹象。最近，果蝇也被当作研究心脏的模型，特别是机电信号系统如何在一生中精确协调果蝇的心跳，以及这种协调作用如何随着果蝇年龄的增长而开始衰退。这是人们对心脏功能研究得最少的地方，因为从本质上讲，它必须在活的生物身上观察才行，因为具有生命的生物才会自然衰老，而我们没有任何简单模型可对其进行模拟。因此，对果蝇的研究就走在了这方面的前沿，这些研究之所以能够实现，是因为果蝇衰老的速度是以天而不是以年为单位，于是人们开发出了新的可以实时观察其心脏跳动的成像技术。我看过这方面的录像，效果真是太棒了，尤其是当我想到它们就是那些成天围绕果盘四处飞舞的小害虫时。

当然，果蝇的心脏和哺乳动物的心脏之间存在很大的差别。果蝇具有一套"开放循环系统"，这意味着它们没有血管、静脉或动脉，它们的心脏结构比我们的要简单得多。然而，果蝇模型已经明确地揭示了当心脏在两次收缩之间休息时会发生什么情况，以及随着年龄的增长这种情况会如何变化。

* * *

生物和基因研究里的另一个中坚力量就是我们在第 1 章所提到的秀丽隐杆线虫。根据分子生物学家辛西娅·凯尼恩（Cynthia Kenyon）的说法，这种微小的蠕虫只有"一句话中的逗号那么大"，它生活在泥土里，在土坷垃之间薄薄的湿气中游动。秀丽隐杆线虫基因组在 1998 年就被完全测序，是最先完成这项工作的动物，比果蝇早了 2 年，比我们人类早了 5 年。南非生物学家西德尼·布伦纳（Sydney Brenner）在 1963 年提出将它作为一种模型生物来研究动物的发育，因为这种微小的蠕虫是最简单的拥有神经系统的动物之一。到了 20 世纪 70 年代，布伦纳离开南非，召集了一个能力超群的科学家团队，在英国剑桥大学实验室的偏僻角落里开始研究秀丽隐杆线虫，并将其作为一种模型生物而在实验室中推广开来。

安德鲁·布朗（Andrew Brown）在他关于这种小生物的精彩传记《起初是虫子》（*In the Beginning Was the Worm*）中写道："研究虫子的历史反映出人类对知识的追求如饥似渴。（研究虫子的人）对金钱或某个特定圈子之外的名声没有真正的兴趣。他们不是圣人。他们心怀远大理想，相互之间竞争激烈，而在他们这个圈子中，失败者的日子可不好过。但是他们的雄心壮志、相互竞争以及有时彼此妒忌的行为，都是出于一种利他精神。因为他们想了解这个世界。他们想要获得关于这个世界的准确可靠的事实。"

他们可能没有刻意追求，但这些淡泊名利的科学家还是获得了应有的名声。2002 年，布伦纳和他的两位研究蠕虫的同事，约翰·苏尔斯顿（John Sulston）和罗伯特·霍维茨（Robert Horvitz），由于在器官发育以及所谓的"程序性细胞死亡"（programmed cell death）方面的工作，一起被授予了诺贝尔医学奖。

蠕虫是简单的奇迹，它们的咽喉虽然肌肉发达，并且可以像心脏一样跳动，但它们其实没有大脑，也没有心脏。蠕虫雌雄同体，由不到 1000 个细胞组成，其中包括 302 个神经元。它身体透明，所以它从卵子到成体的身体发育过程都可以被观察到。与果蝇不同，蠕虫可以被冷冻起来，然后又可以解冻并恢复生命，因此对蠕虫进行的实验可以中断，因为它们很容易保存。

但是抵御严寒的能力只是体现蠕虫非凡生命力的一个方面。在2003 年，秀丽隐杆线虫是出于各种实验目的而被送入太空的物种之一，但是"哥伦比亚号"航天飞机返回地球时突然解体，造成 7名宇航员不幸死亡。到了 2009 年，英国诺丁汉大学热衷于研究零重力对肌肉发育影响的科学家们，再次将微小的蠕虫送到国际空间站的实验室。他们特别想了解肌肉萎缩的遗传基础，因为这与诸如卧床不起的病人、糖尿病患者及衰老等问题直接相关。

1998 年对其基因组的测序显示，蠕虫在 6 条染色体上排列了大约 1.9 万个基因。科学家们在接下来的几年里，发现蠕虫的基因组居然比看起来更复杂的果蝇的基因组（有大约 13600 个基因）大得多，并且也不比我们人类的基因组（估计有 2 万 ~ 2.4 万个基因）小很多，你可以想象这个时候他们该有多么惊讶！在秀丽隐杆线虫的基因中，有超过 1/3 在人类基因中同样存在。

1986 年，西德尼·布伦纳在剑桥的实验室中宣布他们已经创建出了蠕虫神经系统的接线图。他们从蠕虫基因组及其测序中获得启发，把这张图称为"神经连接体"（connectome）。它是根据这种生物超简单大脑的极薄的连续切片的电子显微镜图像而创建的，显示了它的 302 个神经元中的每一个是如何与其他神经元连接起来的。人类绘制出秀丽隐杆线虫的神经系统，标志着"神经连接组学"（connectomics）开始作为一门学科出现，其最终目标是绘制一张关于我们自己的神经回路图，用于研究大脑如何运作以及它如何随着年龄的增长而开始衰竭。

* * *

在判断这些低等生物（除了果蝇和蠕虫之外，还有许多其他的"简单"模型生物，包括酵母、细菌、病毒和几种小鱼）所带来的发现成果与人类生物学的相关性之前，我们还需要在哺乳动物中进行测试。其中，老鼠在实验室中出现的时间最长，它们已经成为当今生物医学研究中使用得最广泛的模型生物。在 17 世纪，英国医生威廉姆·哈维（William Harvey）用老鼠做实验，从而观察在心脏搏动所提供的能量驱动下，血液是如何在体内进行循环的。它们在 10 世纪被用来研究呼吸。还有一个生动的故事，讲述的是格雷戈尔·孟德尔最初在修道院的房间里，如何用笼子培育不同皮毛颜色的老鼠来研究遗传规律。但他的上司是一个严肃古板的家伙，他在孟德尔面前抱怨这些老鼠"不但味道难闻，而且喜欢交配和繁衍"，弄得孟德尔只好转而研究豌豆。

老鼠也是进行衰老研究的明星。但是，根据进化生物学家史蒂文·奥斯塔德（Steven Austad）的说法，它们和果蝇、蠕虫以及老年学专家在实验室里使用的大多数动物一样，有一个弱点，即寿命很短。他评论说："这也是研究人员觉得它们有用的原因。""但是，仅仅通过观察短命的动物，我们可能会错过一些重要的东西。

尤其是要考虑到，因为我们寿命很长，我们的身体可能已经利用了人们在蠕虫、果蝇和老鼠身上所发现的全部东西。所以我想，为什么我们不试着研究一下那些比我们寿命更长的生物呢？"

奥斯塔德现年 60 多岁，略显消瘦，留着稀疏的姜黄色头发，蓄着小胡子。他身上似乎有一种永不满足的好奇心，总是在寻找冒险活动和新奇的想法。因此，当得知他的科学生涯一点儿也不传统，他还有着很多不切实际的梦想和冒险经历时，我完全不感到奇怪。"我想写一本伟大的美国小说。"在纽约召开的一次老年学会议上相遇时，我们坐在会场的边缘，边喝咖啡边聊天，他咧嘴一笑，这样告诉我。为此他进修了英语学位，然后在写那部永远写不出来的小说的时候，又去做了一系列的杂工。

"我最后做的工作之一是为电影行业训练狮子。"他很乐意地看着我脸上露出的惊讶表情，继续说道，"情况是这样的……我在俄勒冈州的波特兰做记者，当时我有一个朋友养了两头非洲狮做宠物。他听说有人在好莱坞拍电影要借用它们，因此就需要请人帮忙，把它们运过去。于是我们就把他车里的后排座位拆了下来，腾出空间来放了一只狮子在那儿，然后我们驱车 1600 千米去了好莱坞。当我们到达好莱坞之后，制片人给了我一份工作。我说：'我对此完全一无所知。'他说：'嗯，没关系，我雇了几个经验丰富的教练，你可以向他们学习。'于是我就接受了那份工作。"

奥斯塔德在好莱坞待了 3 年半的时间，他训练过的狮子加起来足足有 56 头之多，有时仅仅是拍摄一部电影，他和 25 头狮子打交道。他说："这份工作让我们必须熟悉群体动力学，而这样做唤醒了我原本就对科学所抱有的兴趣，因为我最初学的是数学专业，所以我决定回到学校去攻读博士学位。"一次在训练当中，他一时失去了对狮子的心理控制，结果遭到了这只大猫的攻击。于是他有很长一段时间只能待在医院养伤，从而让他在下定决心前有机会对自己的决定再仔细斟酌一番。当时奥斯塔德和那头狮子纠缠在一起，幸好被他的一个同事发现了，这个同事用一个呜呜作响的灭火器赶走了狮子，但奥斯塔德的一条腿已经被它严重咬伤。"医生告诉我，我再也不能正常走路了。但我现在可以很高兴地告诉你，他说错了。"

奥斯塔德的博士论文是关于动物行为和生态学的，但是他在坦桑尼亚塞伦盖蒂国家公园（Serengeti National Park）对狮子进行实地研究的计划没有成功，他最终只能在委内瑞拉研究负鼠。正是在那儿，他开始对衰老现象有了兴趣。他解释说："在项目进行的过程之中，我每个月都会重新把这些动物抓回来，但是我发现它们衰老得非常快。""它们衰老得像老鼠一样快。那时我还不知道老鼠衰老得有多快，但我知道这些动物的衰老速度比你想象的要快得多。几个月后我就能发现：它们不但会得白内障和寄生虫病，而且身上的肌肉也会消失。"

奥斯塔德认为，当他开始自己的职业生涯之时，衰老研究正拥有一个美好的发展前途，"因为任何人都可以看到世界人口正在出现的趋势"。他的第一项衰老研究涉及对野生老鼠进行实地观察。然而他想知道在使用短命生物作为模型研究人类的衰老情况时，我们可能会产生哪些遗漏，于是他决定改变自己的研究对象。今天，他研究了北极圆蛤（*Arctica islandica*），被认为是世界上寿命最长的多细胞动物。这是一种冷水蛤（也是一种美人蛤），发现于北大西洋的泥床上，遍布英格兰和爱尔兰海岸、波罗的海和科德角（Cape Cod）以北的美国海岸。

奥斯塔德在纽约告诉我，这一切都是从一群英国海洋生物学家打来的电话开始的。他们听说了他对衰老研究感兴趣，于是问他是否愿意与他们合作研究长寿的蛤类。"我问：'你说长寿是什么意思？'他们说：'可以活 400 年。'"他笑着说，"这让我大吃一惊。"事实上，我记得当时我的反应是："对不起，难道你说的真是400 年？"他们回答道："没错，我们就是这样说的。"这群海洋生物学家正在研究古代气候，于是奥斯塔德也可以借机研究他们的古代蛤类。

和树木一样，蛤蜊的年龄是通过它们壳上的生长环来进行计算的。他的这些新同事从海洋中打捞上来的大部分蛤类都活了100~200 年，其中只有少数寿命更长——居然达到了 400 岁！这被认为是蛤蜊能达到的寿命极限，直到软体动物"明"（Ming the Mollusc）在 2006 年出现。这只蛤蜊以它出生时中国的统治朝代命名，最初人们只以为它大约活了 405 岁，但这已经足以登上新闻头条，并在吉尼斯世界纪录中占有一席之地。但在 2013 年出现了一种更复杂的测量技术之后，人们才发现"明"的寿命比先前猜测的长了一个多世纪——它整整活了 507 年。这种软体动物很可能可以活到今天，但事实是，在蛤蜊死亡之前，你不能准确地知道它的年龄，除非你掰开它的壳来研究上面的生长环。而"明"被英国研究人员发现以后，不幸在考察船上被冻死了。

但是关于超长生命的秘密，这些古老的软体动物能给我们提供什么启发呢？研究人员已经观察动物的各种生理过程，包括它们的呼吸和新陈代谢，希望找到这方面的蛛丝马迹。软体动物，事实上还包括其他几个被人们所研究的长寿物种，最明显的特点是它们的蛋白质具有非凡的稳定性，而蛋白质是基因的产物，几乎可以在动物体内完成所有生理工作。奥斯塔德解释说，蛋白质要发挥作用，必须像施展折纸艺术一样精确地折叠成各种复杂形状。"事实是，随着时间的推移，在一些细胞中的蛋白质——尤其是那些在你的细胞中存在很长时间的蛋白质——会逐渐出现折叠错误和退化，而这可能导致它们带有毒性及功能失调。"

错误折叠的蛋白质会粘在一起形成团块，但我们的身体很难消除这些团块。阿尔茨海默氏病就是一个典型的例子：患者的 β 淀粉样蛋白（protein beta-amyloid）聚集在大脑中形成与神经细胞死亡相关的黏性斑块，这种情况将在后面的章节中进一步描述。然而具有讽刺意味的是，北极圆蛤没有大脑，但我们却可以从它身上找到方法，用来预防造成痴呆症的病态蛋白质产生，或清除这种蛋白质。为了观察蛤蜊是否也能让来自其他生物的蛋白质保持稳定，研究人员将一些 β 淀粉样蛋白浸泡在蛤蜊的"汁液"（肌肉细胞的提取成分）中，结果发现淀粉样蛋白不能凝结在一起。奥斯塔德说："它们身上具有某种机制，能让所有蛋白质，甚至包括人类蛋白质，保持稳定。""这就是我们认为它们可能对阿尔茨海默病等疾病具有治疗价值的原因。"

　　迄今为止，科学家们还无法确定蛤蜊汁液中的神奇成分。奥斯塔德说，要取得真正的进展，他们需要分析蛤蜊的基因，但到目前为止，他们手头只有一份初步的基因组草图可供参考。一旦科学家们有了合理的路线图，他们将寻找人类与蛤蜊共享的基因，但这些基因在蛤蜊中的作用似乎比在人类身上更有效。依靠这种策略，人们最近回答了一个一直让科学家感兴趣的问题：虽然大象庞大的身体里有这么多分裂细胞，但为什么它们患癌的概率并不比我们人类更高。事实证明，大象身上有 20 个 p53 基因，它就是我们之前遇到的肿瘤抑制基因，其工作是消除分裂过程中受损的细胞（但这种基因在人类和其他哺乳动物身上只有一个）。奥斯塔德指出，更重要的是，p53 基因在大象身上比在我们人类身上更敏感。"因此，即使 DNA 中只出现了一丁点儿损害，大象也能比人类更灵敏地让受损细胞自我清除。这就是我们在北极圆蛤的分子中寻找到的能让蛋白质保持稳定的方法。"

　　老年学专家们正在研究 DNA，寻找各种线索，以了解我们衰老的原因和方式，以及我们如何采取措施来避免因身体衰老而带来的问题和痛苦。幸运的是，他们在这方面颇有收获。那么到底是哪些人在进行研究？此外，他们究竟有什么样的发现呢？

第 7 章

刻入基因

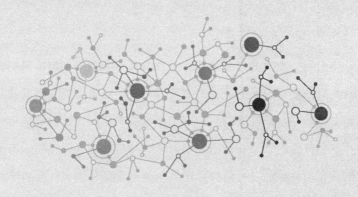

　　1993 年，加州大学旧金山分校生物化学教授辛西娅·凯尼恩发现在秀丽隐杆线虫身上一种被称为 daf-2 的基因突变可以使它的寿命延长一倍。这条消息一下子成为头条新闻，并为衰老研究注入了一针强心剂。有证据表明，衰老过程受到某种控制，而不仅仅是我们身体随着时间推移而发生的一种随机磨损。在接下来的几年里，凯尼恩的实验室继续对 daf-2 进行干涉研究，结果在 2003 年将小蠕虫的寿命延长了 6 倍，而后来在另一个实验室中甚至将其延长了 10 倍。"你看着这些虫子，想着'哦，我的上帝，这些虫子寿限到了'，但事实并非如此。"2004 年，她对科学作家比尔·奥尼尔（Bill O'Neill）这样说道，"它们在四处移动……一旦你集中精力观察这种现象……然后可能就会想，哦，我的天哪，看来寿命是可以改变的，它具有弹性呢。那谁知道寿命的极限到底是多少？"

　　几乎毫无例外，科学上的重大突破总是许多人在实验室里长时间艰苦努力的结果，而凯尼恩也是站在巨人的肩膀上才有了这个发现。迈克尔·克拉斯（Michael Klass）在 1983 年第一个发表论文，指出秀丽隐杆线虫身上的不同基因变体会让它们的寿命发生改变。但是他认为这是由于基因突变对蠕虫的饮食习惯产生了间接影响，从而导致它们出现寿命差异。然后到了 1988 年，位于博尔德市（Boulder）科罗拉多大学的汤姆·约翰逊（Tom Johnson）和戴维·弗里德曼（David Friedman）确定了突变基因自身功能所产生的影响，其中有一种很特别的基因，被他们命名为"age-1"，能使其携带者在地球上多活 40%~65% 的时间。这是有史以来第一个在活体生物中发现的能延长寿命的基因突变。然而，约翰逊和弗里德曼研究的蠕虫虽然能够活很久，但它们付出的代价是性功能低下以及生育能力受损。相比之下，凯尼恩所发现的基因变体 daf-2 不但衰老得更慢，而且与正常基因一样健康、充满活力，并具有繁殖能力。

2011 年，凯尼恩在 TED 演讲[1]中使用大屏播放视频片段。她告诉观众们："仅仅过了两周，正常的蠕虫就已经衰老。你可以在屏幕底部看到一个小点在向下移动。它的其他同伴都在那里。这只动物显然进入了衰老阶段。如果你观察它的身体组织，会发现这些组织已经开始退化……"她点击了另一个视频片段中的图像，"现在是基因变体 daf-2"。 此时她听到观众爆发出一阵笑声，于是继续补充道："2 万个基因中才会出现一个这样的突变。它（和正常

1　TED 会议是美国的媒体组织，其口号是"值得传播的思想"，可以在线发布演讲稿以供免费分发。TED 是 Technology, Entertainment, Design（技术、娱乐、设计）的缩写。——编者注

同伴的）年龄一样大，但没有出现衰老迹象。看，它开始滑雪了。"

* * *

这是老年学领域所取得的一个具有里程碑意义的重大事件，因此其发展历史值得追溯。20 世纪 80 年代，当迈克尔·克拉斯、汤姆·约翰逊和他们的同事开始寻找可能与衰老有关的基因时，他们在科学上完全处于困境当中。辛西娅·凯尼恩在对长寿变体的发现过程进行回顾时评论道："当时，衰老被认为是一个令人绝望的棘手问题，甚至是一个让人徒劳无功的研究课题。我们全都对此感到身心疲惫。情况就是这样。"

那些研究衰老的人员大多对在 DNA 中寻找线索的想法不屑一顾，因为衰老发生在繁殖之后，而此时自然选择的力量已然耗尽，这意味着衰老过程与基因无关，因为基因是保证生存而不是导致死亡的程序。但是约翰逊的发现打破了这种假设，让凯尼恩很兴奋。她写道："我认为这为衰老分析提供了一个绝佳的机会，让我们可以探索未知事物，甚至可能做出新的重要发现。"

在加州举办的一场研讨遗传学和蠕虫关系的会议上，她听到汤姆·约翰逊谈论基因突变体 age-1，并对他的想法——蠕虫寿命差异与这种生物的生育能力受损有关——特别感兴趣。这正是一次性躯体理论所预测的那种情况：在保证生存的资源预算中，变异生物由于对繁殖的需求异常低，于是在照顾自己身体上花费的精力就会更多，因此就会活得更长。但情况真的像列举等式一样简单吗？

于是凯尼恩开始着手调查。她指派实验室的一名研究生雷蒙·塔比昂（Ramon Tabtiang）用激光显微镜毁掉新孵化的秀丽隐杆线虫卵细胞（从而抑制它们的繁殖），看看这对它们的寿命有什么影响……然而，什么影响也没发现。很明显，生殖和寿命之间没有直接的消长关系。但是真相到底如何？突变基因究竟触发或抑制了什么机制，才延长了蠕虫的寿命？凯尼恩决心查明真相。

凯尼恩最早对衰老现象产生兴趣是在 20 世纪 80 年代早期，当时她在英国剑桥号称"蠕虫生物学之父"的西德尼·布伦纳所领导的实验室当博士后。有一天，她为了继续做其他工作，把一盘蠕虫放在孵化器里，几天之后，当她从孵化器里取回这些蠕虫的时候，她惊讶地注意到：它们看起来确实出现了衰老迹象。"蠕虫变老的概念真的让我动心了，"她写道，"我坐在那里，有点儿同情它们，然后想知道其中是否存在控制衰老的基因，以及如何找到这些基因。"

当她后来在加利福尼亚开始自己的研究时，衰老领域仍然被许多分子生物学家认为是"一潭死水"。一个同事甚至警告凯尼恩，如果她继续按自己的兴趣进行研究，就会"从地球的边缘掉下去"。但这些反对意见并没有让她和塔比昂停止研究，相反，她们在研究领域极为幸运。她俩不愿意侵入别人的研究领域，因此，一旦发现约翰逊和弗里德曼在 age-1 基因上所遇到的"生殖与寿命"之谜，她们就开始寻找合适的长寿基因变体来开展这方面的实验。令人惊讶的是，她们精心筛选出可能具有长寿特性的蠕虫之后，在很短的时间内就成功地分离出一种使其比其他蠕虫都活得更久的基因，而该基因是在后来被命名为"daf-2"的单个基因中所发生的变异。"daf-2 突变体是我见过的最令人惊奇的基因。"凯尼恩在评论中写道,"携带这种基因的蠕虫健康而又充满活力,寿命是正常基因的两倍多。这看起来不可思议,但也有点令人毛骨悚然:它们的寿命原本应当达到了极限,但你看见它们就在那里,还生龙活虎地四处走动呢。"

那么基因是如何工作的呢?事实证明,它是所谓的"营养传感"(nutrient-sensing)网络的一部分。顾名思义,营养传感网络的作用是监测生物体,看它是否有足够的营养来为重要活动提供能量。daf-2 基因是组成细胞表面结构的配方(所谓的受体分子),也是进入包含重要激素(胰岛素和生长因子)的细胞的入口。胰岛素使组织能够吸收营养并将糖分转化为能量,生长因子则有利于蛋白质的形成,能促进身体的生长、维护和修复并执行其他许多任务。

突变的 daf-2 基因构建出一些具有缺陷的受体,从而限制进入细胞的激素数量。但这就触发了体内的警报系统,提示可用的能量不能满足生物的活动需求,必须采取防御行动。警报信号激活了一种叫作 FOXO 的看守基因,它平时在细胞内处于休眠状态,但在醒来之后,就被拖入 DNA 堆积紧密的细胞核之中,并唤醒很多其他基因。这些基因的具体任务虽然各不相同,但都是保护细胞免受氧化应激(自由基)的伤害;修理或回收损坏的部件;并确保在细胞中形成其他蛋白质并让它们正常发挥功能。对研究人员而言,这种情况显得直观而生动,因为我们身体维护、修复功能的逐渐退化即使不是构成衰老的全部特征，也被视为其中的决定性特征之一。但最大的问题在于，这些发现在蠕虫中具有多大的代表性？它们能否对其他生物——包括我们人类——身上可能发生的事情，具有可靠的参考价值？

"生物学其实应当非常简化，"在第 2 章我们看到了戴维·杰姆斯对氧化损伤理论进行了抨击，"我的意思是，基因的功能，也就是基因如何工作，不是用人类基因可以解释的。这得从细菌，甚至细菌性病毒的角度进行研究，才能找出问题的源头。这儿的研究思路是，你从简单的事情开始，然后逐步将其完善；如果你能找出那个简单的有机体，就等于发现了可以形成一个研究分支的公共起点。即使到现在，我仍然认为这是一条行之有效的解决途径。秀丽隐杆线虫身上具备诸如神经系统、胚胎发育、有性生殖及肌肉组织之类的所有东西，我认为从发现衰老的基本原理方面来说，这件事情本身就令人惊讶。"

* * *

20 世纪 80 年代初，杰姆斯还在苏塞克斯大学学习生物学时就对研究衰老很感兴趣，并且在校期间，他因阅读美国物理学家兼哲学家托马斯·库恩（Thomas Kuhn）的著作而深受影响。库恩指出，推动科学革命的不是缓慢而又稳定的知识积累，而是想象力和概念飞跃，后者又称为"范式转变"（paradigm shifts）。杰姆斯想去最有可能发生科学革命的地方，因为在那儿他可以找到科学领域中的最大未解之谜。毕业以后，他开始环游世界，花了两年时间在拉丁美洲旅行、工作，并和这一地区的政治革命纠缠在一起。20世纪80年代末，他回到英国，在格拉斯哥大学（Glasgow University）攻读遗传学博士学位。在这之后他终于转向老年学研究，并于90年代中期在美国密苏里大学（University of Missouri）以这些小蠕虫为实验对象。

当谈到选择科学职业时，杰姆斯的想法是从事某种极为有趣的研究，从而让自己一生都能为之而奋斗，并兴奋不已。他发现研究衰老现象正好符合自己的要求。"衰老是世界上产生疾病的主要原因！从现实的角度来说，为什么它不能变成生物学中最重要的问题呢？"杰姆斯说，"我的意思是，除了意识之外，对衰老的研究可能最为重要。在医学领域没有什么比它更重要的了，奇怪的是它居然没有引起人们的重视。我意识到，我的上帝，这是一个完全被忽视了的重大课题！真是太神奇了。"

自1997年搬回英国并就职于伦敦大学学院以来，杰姆斯一直忙于找出基因摇篮的构成要素。事实证明，其中包括数千个基因，由看守基因FOXO（在秀丽隐杆线虫身上，它是营养传感网络的一部分）进行调节。此外，他试图发现该系统究竟是如何让细胞、组织和身体产生那些被我们视为衰老的种种变化。"这个想法是你先找到控制衰老的基因，然后你就能发现衰老的实际过程。但事实证明这很难办到。"杰姆斯笑着把一张纸朝我推过来，上面潦草地画着很多线条，看起来就像一个复杂的电话交换机，只不过它代表着他希望研究清楚的那些互动关系。

在戴维·杰姆斯隔壁工作的是琳达·帕特里奇（Linda Partridge），她是伦敦大学学院健康衰老研究所的所长。虽然在寻找与衰老相关的基因时，杰姆斯的重点是针对小蠕虫，但帕特里奇选择以果蝇作为自己的模型生物。帕特里奇 60 多岁，是一个喜欢深思熟虑、说话轻声细气的女子，她儒雅地戴着一副彩色眼镜，在学生时代就迷上了科学。当我们坐在她位于伦敦的办公室里交谈时，她陷入沉思，然后说道："在了解世界是如何运转的，以及人们是如何试图迫使自然向我们展示她的秘密的过程当中……我肯定读过一些，虽然不是全部，关于科学家的生活，以及他们如何在偶然之间发现事物真相的描述。我发现在科学家进行研究的整个过程当中，他们必须展示自己的决心和创新思维……那时我对此感到无比钦佩。"

帕特里奇成长在社会变革的风口浪尖，那时嫁为人妇并生儿育女即使不是年轻女孩一心追求的梦想，也仍然是她许多人的最终归宿，因此她从未想过自己将来会成为一名科学家。但是帕特里奇很聪明，而家里人又思想开放并支持她的决定，于是她后来去了牛津大学读书。今天，她成了一个具有独创性思维的妇女，并且同时在伦敦大学学院和德国科隆的马克斯·普朗克研究所工作。她在衰老科学领域备受尊敬，已经成为衰老研究所的创始人之一。

帕特里奇是一位训练有素的进化遗传学家，她说："从进化的角度来看，衰老很奇怪，因为你明显出现了适应性不良的特征。你的身体是一个有机体，它原本被设计成以一种非常有序的方式发展，直到发育成年，但在那之后它就走向崩溃。你可能以为保持一个有机体比完全从头创建一个有机体要容易得多。但果真如此的话，我们为什么要经历衰老和死亡的过程呢？"

　　20世纪90年代末，随着营养感应网络在秀丽隐杆线虫中的作用被人们发现，琳达·帕特里奇和戴维·杰姆斯想知道：同样的这套网络，是否在她们所研究的模型生物果蝇中也与寿命和衰老有关？帕特里奇认为这是一个大胆的推测。但是，她和杰姆斯就有了机会检验这个假设，因为当时另一位同事萨莉·利弗斯（Sally Leevers）对与癌症有关的细胞生长和增殖机制感兴趣，并且她正在研究果蝇的营养传感网络，并在非常偶然的机会下发现了一个对生长具有深远影响的单一基因：当该基因出现突变时，就会产生果蝇侏儒。

　　帕特里奇说，由于这种基因有助于让人们了解癌细胞的内部运作规律，所以利弗斯的发现"导致（科学家们）疯狂地做这方面的生物实验，并在这条道路上分离出了其他基因"。但是没有人观察变异果蝇是否比正常情况下活得更长。"我认为他们对此一点儿也不感兴趣——那不过被认为是科学领域中的一个古怪的犄角旮旯而已！"她笑着说。然而，人们很乐意将产生基因突变的果蝇品种分享给伦敦大学学院的研究人员，而他们很快就发现了一种基因，当它出现突变或被人完全剔除之后，可以将果蝇的寿命延长48%。由于这种新的基因能产生侏儒型果蝇，他们将其命名为"chico"[1]，并于2001年在《科学》杂志上发表了这一研究成果。像daf-2一

1　Chico有"小家伙"的意思。——编者注

样，chico 在营养传感网络中发挥着极为重要的作用，它同样会引发一连串的生物事件，唤醒看守基因 FOXO 到细胞核去并启动许多保护基因。

帕特里奇说："显而易见，根据进化理论，你会期望许多不同基因对衰老过程做出贡献。所以当这些单一基因变异突然出现，并且似乎能延长生物的寿命时，我就很感兴趣。我们真没想到会出现这样一种情况。"科学家们没有看到其他基因可以表现出类似情况，所以 age-1、daf-2 及 chico 的先后发现——它们都通过同一个核心信号网络在不同生物中发挥作用——打破了许多先前的科学假设，从而导致生物学领域出现了某种革命。但由此自然引发出另一个问题：在无脊椎动物中发现的这种现象，在由不同物种组成的层次结构中究竟可以延伸多远？

对此，每个人都想知道答案。于是在两年之内，一份关于老鼠寿命延长了 18% 的报告就出来了，因为研究人员删除了老鼠身上的一个基因，而这个基因包含了脂肪细胞特有的胰岛素受体的配方。此后不久，研究人员发现，营养感应网络中许多其他单一基因如果出现突变，也会使老鼠多活几个月。但是比在地球上多活几天更重要的是，帕特里奇在 2016 年于瑞典举行的分子前沿研讨会上说，人们发现"在基因发生变异的生物身上，大多数衰老症状形成得更加缓慢"。

为了说明自己的观点，她在大屏幕上播放了一张幻灯片，上面显示出两只老鼠，它们从小就养在一起，其中一只经过基因改造，身上的胰岛素受体已被剔除。它们的年龄才两岁多一点，其中正常的老鼠看起来明显很老，皮毛皱巴巴的，开始形成白内障，并且因骨质疏松而出现驼背，活动起来腿也颤颤巍巍的，但另一只经过基因改造的老鼠看起来显得年轻而活泼。帕特里奇评论道：生物具有如此广泛的组织和身体系统，并且它们彼此之间看似没有什么联系，但这种基因变异居然能保护生物机体免受疾病的侵扰，这一点特别让人着迷。这意味着"我们确实已经对衰老过程中的某些重要方面有所了解"。

　　但如果放在人类身上又会怎样？这些实验结论能与我们产生直接联系吗？找出答案最明显的方法是专注于研究营养感应网络，对我们体内那些与模型生物体内类似的影响寿命的基因进行测试。无脊椎动物只有一个看守基因 FOXO，而人类和其他哺乳动物则有 4 个。果然如此，到了 2008 年，在夏威夷檀香山的一个研究所，布拉德利·威尔科克斯（Bradley Willcox）领导的一组科学家发表了一篇论文，显示了 FOXO3 基因的一个自然变异与长寿之间存在紧密联系。他们的研究对象是一个由 213 名日裔美国人组成的群体，平均年龄超过了 95 岁。他们将实验对象与构成情况相同的 402 名对照组人员进行了比较，结果在研究期间发现，对照组中没有谁的寿命超过了 81 岁。在 5 种候选基因中，变异基因 FOXO3A 在两组实验对象之中表现出最明显的差异。对于那些遗传了这种基因的人来说，这在很多方面看起来都是好消息：尽管他们的平均年龄比对照组大 11 岁，但他们罹患癌症和心血管疾病的概率更小，认知能力下降得也更少，并且身体反而显得更强壮，走路的步伐也更稳健。

自威尔科克斯和他同事发表第一篇论文以来，关于 FOXO3A 能对健康和寿命产生有益影响的证据，主要来自科学家对汉族中国人、阿什肯纳兹犹太人（Ashkenazi Jews）、加利福尼亚人、德国人、意大利人及丹麦人所进行的人口研究。对住在纽约城的阿什肯纳兹犹太人中百岁老人所进行的研究也表明，他们之所以极为长寿，是与胰岛素以及生长激素中一种特定细胞表面受体所产生的突变有关。是不是听起来很熟悉？这确实是凯尼恩和他的同事们所发现的带有 daf-2 基因突变的蠕虫身上的故事的翻版，只是这次主角变成了我们人类自己。

如果你能活到非常大的年龄，你必定是能够在更长的时间里保持健康，这肯定言之有理。但是关于健康地变老和长寿之间的关系，我们掌握了一些让人震惊且发人深省的经验证据。波士顿一个小组的一项研究调查了近 1500 名百岁老人的病史，其中 534 人的年龄在 105~119 岁，被认为是寿命最长的老人。他们将百岁老人与 343 名年龄在 97~99 岁的老人和 436 名年龄在 47~96 岁的对照组人员做了比较，发现一个人死亡的年龄越大，他们首次患上严重老年疾病（被定义为癌症、心血管疾病、慢性肺病、糖尿病、痴呆症或中风）的时间就越晚，并且他们身体虚弱的时间加起来就越短。

因此，平均而言，在 90 多岁死亡的老人当中，严重丧失活动能力者所占的比例为 9.4%；这个比例在 100~104 岁死亡的老人中为 9%；在 105~109 岁死亡的老人中占 8.9%；而在年龄最大的人群，即 110~119 岁死亡的老人中只占 5.2%。事实上，104 名超级百岁老人中居然有 10 人直到生命的最后 3 个月都没有遭受严重疾病的折磨。相比之下，寿命不算很长的对照组中的老人，一生中平均有 17.9% 的时间都在遭受慢性疾病的折磨。

但如果话题回到遗传学领域，我希望提醒大家注意到一点。我们并非在暗示读者：关于营养感应基因的发现，就是造成衰老的"关键"，或是控制衰老的主开关，虽然这种结论从地球上最卑微的生物到最复杂的生物身上似乎都可以得到验证。我之所以这么说，是因为有大量证据表明自然界不存在这样的主开关。age-1、daf-2、chico、各种 FOXO 基因，以及在其他动物身上所存在的类似基因，只不过是冰山一角。人们还需要继续寻找冰山隐藏在水下的部分，即多重驱动因素。截至 2017 年年中，科学家已经确定了 2152 个影响模型生物寿命（因此也就影响它们的衰老速度）的基因，以及 307 个影响人类寿命的基因。根据目前所了解的情况，他们认为人类自然寿命的20%~30% 是由我们的基因遗传造成的，而其余部分则是由环境影响造成的。有趣的是，在模型生物和人类中发现的许多影响寿命的基因都涉及营养传感网络中的另一个关键角色——TOR，也就是我们在第4 章中首次遇到的与衰老细胞相关的信号系统。

戴维·杰姆斯在接受《直率的科学家》(*The Naked Scientists*)采访时说，从所有这些遗传学研究中可以得出一个令人信服的结论：衰老具有弹性。它并非一成不变，相反，它完全具有可塑性。这个发现"真是非常非常深刻。它已经对这一领域的许多想法造成了影响"。并且它提供了一些诱人的线索，告诉我们如何尽可能地减少老年人面临的痛苦。

　　各种各样的新鲜想法竞相浮出水面，其中一种观点表明，令人烦恼的氧化损伤理论（它见证了新陈代谢的副产品，即细胞为了获取能量而燃烧糖分所产生的自由基）的焦点总是过于狭窄。持有这种观点的人们争论说，毕竟，产生自由基的有规律的新陈代谢过程是保持每种生物的生命引擎运转的根本原因。因此，处理因获取能源而燃烧糖分的过程中不可避免会产生的副产品这种机能，就像汽车发动机中的燃料过滤器一样，已经被植入生命系统之中。

　　然而，生命引擎还面临许多其他随机且不可预测的威胁，所以生物必须在这些威胁发生之时，用身体能找到的任何工具来加以处理。这些威胁来自我们生活的环境，例如，其中就包括我们吃的食物和接触到的化学物质。消除这些对细胞形成的外部威胁（或"有害异物"）可比自由基对我们身体带来的挑战大得多。当然会不可避免地出现一种情况，即我们总会在应对这些威胁时显得不太成功，于是损害就会随着时间的推移而逐渐累积起来。

　　这一论点很有说服力，今天，那些在衰老研究中仍然有点儿沉迷于"磨损和消耗"研究范式的科学家们，正在观察身体所展现的一些更广泛的损害过程。但是杰姆斯和帕特里奇已经对基因数据进行了研究并提出了一个更激进、实际上具有颠覆性意义的新解释。如果这些数据不支持衰老是由于身体维护系统退化以及损伤积累所导致，而是指向了一种完全相反的情况，即衰老不是因身体系统出现故障而是因它们的过度表达造成，那又会怎样？换句话说，是因为生活的自然过程太漫长而导致了衰老现象。

这就是关于衰老的"机能亢进理论"（hyperfunction theory），这是生物学家兼癌症专家米哈伊尔·布拉戈斯克隆尼（Mikhail Blagosklonny）在 2008 年首次提出的一种观点。其核心思想是，衰老不是由变异基因造成，而是由正常基因（在生物科学中被称为"野生型"基因）的作用所驱动，也正是它们通过生殖过程驱动我们从受精卵发育为成人。进化赋予这些基因重任，让它们帮助生物发育成熟，但在完成历史使命之后这些基因继续发挥作用，然而在生命的"生殖后期"，进化对它们的控制作用不断减弱，于是它们的活动由于不再适合生命过程而最终导致生物出现疾病甚至走向死亡。

杰姆斯解释道："生物学告诉我们，是你的'野生型'基因导致了这些病症。它们造就了你的生命；它们让你走向成熟，然后不顾一切地继续活动，结果产生疾病。"从这个角度来看，衰老本身是一个饱受折磨的过程，我们认为与年龄相关的很多疾病，如癌症，心脏、血管和大脑问题，以及所有其他疾病，与其说是彼此不相干的独立症状，属于偏离正常的健康状态，不如说它们是一系列衰老症状中最令人痛苦的集中表现。

这真是一种独到的见解。那么机能亢进理论有什么证据？杰姆斯和帕特里奇指出，许多典型的老年病症表现为细胞生长失控或过度增大，而不是表现为功能的衰退和损坏。癌症、心血管疾病、糖尿病和阿尔茨海默病都是如此。过度生长也是产生困扰许多老年男性的前列腺问题的常见原因，因为从膀胱引出的管子遭受了挤压。甚至因骨质疏松症而变薄的骨骼，也可能是在塑造骨骼的过程中由于负责分解骨骼的细胞——破骨细胞（osteoclast）——过度活跃而造成的，因为它们与形成骨骼的细胞——成骨细胞（osteoblast）——之间的关系失去平衡。

秀丽隐杆线虫也为机能亢进理论提供了证据。这种小蠕虫雌雄同体，既生产精子又生产卵子，但在进入成年之后的早期阶段，它们从生产精子转换为生产卵子，从而为自我受精做好准备。当有限的精子供应耗尽时，生殖即宣告停止。但是为卵细胞提供滋养物的水龙头继续运转，最终在蠕虫的体内积累到有毒的水平。"蠕虫体内充满了这种油腻腻的滋养物，这应当是一种肥胖症的表现。"杰姆斯说，"我们知道'野生型'基因控制滋养物的产生，所以你可以说，嗯，它们只是超出有用范围继续生产，所以你最终会得到这些积累起来的蛋黄物质。这就好比你让水龙头一直开着。没有任何地方出了问题，它只是在继续履行自己的职责而已。"

"在蠕虫体内，这些衰老症状发展得非常非常迅速，因为它是一种短命动物，所以病症表现得也就稍微简单一点儿。在高等动物身上就不太清楚了……我的意思是，这（在蠕虫体内）可能是把水龙头全部拧开，于是一切都进行得很快。但是在高等动物中，它更多的情况下是在慢慢地滴，其中涉及一个逐渐积累的变化过程，你体内最终会产生一连串的变化，并进一步触发其他改变。"值得注意的是，具有 daf-2 基因变异的蠕虫体内不会填满滋养物，相反它会活得更长。

那么机能亢进理论怎么看待身体出现的"磨损和消耗"？戴维·杰姆斯认为分子损伤确实在衰老中起了一定作用，不过通常是衰老过程的结果，甚至可能是导致衰老的一个触发因素，但并非导致衰老的驱动力量。他举了一个手榴弹把房间炸成碎片的例子。分子损伤是手榴弹的引线，而"野生型"基因的活性则是手榴弹中的炸药。他对此评论道："如果你问是什么造成了手榴弹的伤害效果，是拉动引线的行为还是手榴弹中装填的炸药？你肯定会说，伤害效果实际上主要是炸药造成的。"癌症是一个特别有代表性的例子。启动这一过程的是对 DNA 的破坏，但真正致命的则是癌细胞的疯狂生长。

琳达·帕特里奇用拮抗多效性来阐述同样的观点（还记得第 1 章的内容吗？概括而言，它指的是：原本在处于发育中的年轻生物体内可以产生有益的基因，但后来它们会在某个时候对生物产生有害影响）。"营养信号网络对年轻性状的生长和繁殖非常重要。"她解释说，"但它的工作原理决定了会出现后面这种情况：一旦细胞不再年轻，它对细胞的驱动力量就显得过于猛烈。也许细胞只遭受了很少的基因损伤，也许蛋白质的调节内里开始崩溃，然后就突然被这个信号通路发现，它说：'动用全部资源，加紧生产……'细胞对此无法应付，它在受损细胞中造成的损害比在功能正常的年轻细胞中造成的损害更大。"

* * *

机能亢进理论尚未成为主流，大多数关于衰老的遗传学研究仍然集中在营养传感网络方面。后来在此基础上演变出一种风靡一时的养生方式，并且让科学家们也深深着迷，这就是：在某种程度上大幅减少食物摄入量。这种方式在全球范围内赢得了一小撮坚定的"永生主义者"的青睐。该策略被称为热量（或饮食）限制，它有着丰富多彩的历史。

第 8 章

节食更长寿？

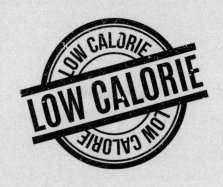

早在 1935 年，纽约伊萨卡市（Ithaca）康奈尔大学的科学家
们就发现了生物衰老奥秘中的一个关键因素，尽管它对整个研究所
产生的重要影响要在半个世纪之后才能获得人们的广泛认可。美国
生物化学家兼营养学家克莱夫·麦凯（Clive McCay）和他的同事
们对生物的成长速度、体形和寿命之间的关系感兴趣，当时他们正
忙着用一群老鼠做这方面的实验。

科学家们已经知道，如果老鼠得不到足够的基本营养供应，不
但成长得比正常情况下更为迟缓，而且成年后也显得发育不良，此
外它们往往容易患病并过早死亡。但科学家们想知道：如果你给老
鼠提供保证其发育成熟所需的全部营养物质，但只是通过减少它们
的热量供应来延缓这一过程，那情况又将如何？这些动物的体形，
是否最终仍能长到像那些饮食不受限制的同类一样大小？并且，无
论其成年之后的体形如何，这样的成长速度是否会对它们的寿命产
生影响？

在一项为期 4 年的研究中，72 只啮齿类动物被分为两组（每

组 36 只动物），每组摄入的热量被限制在不同的水平；再加上一个对照组，其中包括 34 只同类动物，但它们的热量摄入不受限制，并且可以随意进食。结果，科学家们发现它们之间的寿命出现了明显差异。一些饮食受到最严格限制的老鼠，其寿命居然是对照组同伴的 2 倍多（一般说来，这种情况在公鼠身上比在母鼠身上的表现明显得多。对此，请容我稍后详谈）。

麦凯是康奈尔大学的畜牧学教授，他的实验室主要致力于研究提高美国牛肉和乳制品的产量。但麦凯本人对造成衰老的生物机制很感兴趣。他清楚地知道，自己在实验室中对老鼠的研究发现，除了能促进畜牧业的产量之外，也给自己研究另一个爱好提供了极佳的工具。他曾在 1939 年的一篇论文中相当清醒地写道："给动物提供除热量之外的全部饮食，可以延缓其发育过程。这种方法能够让动物寿命延长，可用于研究衰老现象。"

2010 年，加州大学戴维斯分校兽医学院的罗杰·麦克唐纳（Roger McDonald）和乔恩·拉姆齐（Jon Ramsey）在对热量限制（calorie-restriction）出现以来的 75 年研究情况进行回顾时，提出了一个颇有争议的观点。他们认为热量限制"比其他任何方式都更能帮助人们对衰老和长寿的生物过程进行整体理解"，甚至将其描述为"生物学或医学领域最伟大的发现之一"。话虽如此，热量限制的想法还是花了相当漫长的时间才得到人们的认可：因为，直到麦凯的论文在《营养学杂志》（*The Journal of Nutrition*）上刊登了大约 40 年之后，才有人意识到他对老鼠的实验与衰老机制有关，并开始展开这方面的研究。这些新的拥护者中就包括加州大学洛杉矶分校（UCLA）特立独行的病理学教授罗伊·沃尔福德（Roy Walford），他后来成为热量限制的新代言人。

沃尔福德最初使用这种方法是为了培育一批健康而长寿的老鼠，并借助它们来研究免疫系统。在 20 世纪 70 年代和 80 年代，他的实验室和其他几个实验室希望向人们传达这样的信息：热量限制（或像其热衷者们所熟知的那样简称为 CR）不仅可以延长啮齿动物的寿命，还能延迟——甚至在很多时候还可以大大延迟——与衰老相关的虚弱现象和其他病症，包括心血管疾病、癌症、糖尿病和神经退化症状。换言之，热量限制为老鼠提供了更长时间充满活力的生活，并且让它们远离病痛的干扰（尽管如此，但实际上，今天的研究人员会指出：你往往无法判断一只进行热量限制的老鼠到底死因何在，它似乎是一下子就丧失了活力：前一天还好端端的，第二天就死掉了，其间没有表现出任何明显的病理症状）。

在沃尔福德开始对热量限制展开研究时，人们倾向于认为：延长寿命的方案必须在动物尚幼时就着手实施。事实上，研究人员曾试图大幅减少成年老鼠的热量供应，结果导致这些老鼠很快生病并走向死亡。然而，沃尔福德和他的研究生里克·温德鲁奇（Rick Weindruch）尝试着在 3 个月内逐渐减少成年老鼠的热量供应，从而成功地让它们的寿命延长了 20%。沃尔福德认为这相当于给自己提供了一个铁证，他据此推断：对老鼠（并且显然也包括对水蚤）起效的东西很可能对人类也有作用。于是从 1984 年起，他开始在自己的饮食中进行热量限制。本来，男性每日摄入的热量建议值约为每天 2500 卡路里[1]，但沃尔福德将他的摄入量限制在 1600 卡路里左右，并精心调配饮食结构，以确保自己不会营养不良。

沃尔福德生活得多姿多彩：他剃了光头，蓄着下垂的小胡子，骑着摩托车出行，经常每隔一段时间就从繁忙的实验室工作中抽身出去参加各种冒险活动。当记者们饶有兴致地围着这位科学家采访时，他告诉媒体自己希望至少能活到 120 岁。

沃尔福德曾到非洲大陆徒步旅行，也曾围着一条腰布穿越印度，在他去世之后，许多为其写书立传的作家无法回避他的这种怪异行为，于是他们解释说沃尔福德当时这样做是为了"去测量圣人的直肠温度"。沃尔福德在向《洛杉矶时报》阐述他的"人生路标理论"时指出：多年来一直在实验室里辛勤忙碌，即使最终可能获得诺贝尔奖，也会让人变得浑浑噩噩，不知人生滋味几何。因此他觉得"在时光荏苒之中穿插一些新奇刺激的活动"还是很管用的。

在这些冒险活动当中，最受人关注的是他作为一个八人小组的随队医生的那段经历：这个小组中包括四男四女，他们于 1991 年打着进行科学研究的旗号，躲在炎热的亚利桑那沙漠中的一个人造生态园中，与世隔绝地生活了两年之久。该生态园取名为"生物圈 2 号"（Biosphere 2），可谓一个原型空间站，旨在测试在其他星球上长期居住的可行性。"生物圈 2 号"其实是一个密封的生态系统，占地 1.27 公顷，笼罩在一个玻璃穹顶之下，里面包含 5 种天然生物群落（分别代表热带雨林、稀树草原、沙漠、海洋和沼泽），以

1　卡路里的定义为在 1 个大气压下，将 1 克水提升 1 摄氏度所需要的热量。1 卡路里约等于 4.1859 焦耳。——编者注

及一个农业站和生活区。进行这项实验所需的技术设备就放在一个地下室里。

"生物圈2号"设计为具有自我维持功能，其中空气、水和有机物质能被回收利用，食物也可以在他们自己的农场生产。然而，这被证明是一项艰巨的任务。两年以来，这个伪空间站的工作人员所带来的3800种动物（包括昆虫）就损失了20%以上，并且他们呼吸的氧气浓度低得令人沮丧——已经下降至正常水平的14.2%。但与我们此处讨论内容最为相关的是，8名组员也努力生产自己的食物，而沃尔福德由于要负责保证他们的健康和福利，不得不进行严格的饮食限制。他制定了一种饮食方案，为他们提供保证生存所需的全部营养，但每人每天能够摄取的热量不到1800卡路里。

无论如何，持续存在且难以忍受的饥饿感给他们带来了生存压力，并让"生物圈2号"居民之间的情绪紧张的状况进一步加剧。每个人都消瘦了很多，但让沃尔福德兴奋的是他们在生理方面出现了一些重要的改善，而这些现象先前已经在研究啮齿动物的热量限制时得到证实，包括血压和胆固醇水平显著降低，以及身体对葡萄糖的处理更有效率。他们当时并没有生病，尽管后来发现热量限制会对免疫系统产生抑制作用，使人们抵御病毒或治愈伤口的能力降低。

"生物圈2号"的实验数据强化了沃尔福德把CR作为通向长寿和健康老年生活的信念。他认为，就个人所经历的诸多益处而言，饥饿只是自己付出的一个极小代价而已。几年之后，英国广播公司的彼得·鲍斯（Peter Bowes）来到沃尔福德位于加利福尼亚州圣莫尼卡的家中采访。在访谈中，沃尔福德认为 10 多年来一直坚持的饮食方案让自己变得更加健康。他需要的睡眠时间比以前更少，并且头脑更灵敏，浑身洋溢着一种充满幸福和活力的感觉。他最后总结道："如果你想把这些好处用来换蛋糕吃，那么我只能说，随你便，继续去吃吧。"

但罗伊·沃尔福德本人未能从他惊人的自律精神中获得回报。他因罹患运动神经元疾病于 2004 年去世，享年 79 岁。作为一名 CR 信徒，他认为热量限制已经减缓了这种致命疾病的恶化速度，并给他多争取了一些生存时间。然而，他的所作所为确实把热量限制牢牢地留在了关于衰老的研究议程中。此外，凭着他发表的丰富作品，沃尔福德激发了数百万梦想拥有更长寿命——如果不是奢望长生不老——的普通人的想象力。许多人受到启发，也采用他那种斯巴达式的生活方式。他们称自己为 CRON 信徒（CRON 代表"最佳营养热量限制"），今天他们中约有 7000 人加入了本部位于美国的国际 CR 协会，为那些研究斯巴达式的严格饮食限制对人类所产生影响的研究人员提供了大量有用的数据。

迪安·波默洛（Dean Pomerleau）自 2000 年开始就一直采用 CRON 生活方式。"我刚开始这样做的时候，从 CR 社区的邮件列表来看，这个社区日益壮大、充满活力，那真是一个非常激动人心的时刻，"他在费城的家中通过 Skype 与我交谈时这样说道，"人们寄予厚望，认为 CR 可以让你多活 20 年或 30 年的时间，当然这是根据很早之前对一些啮齿动物的实验结果推断出来的，但这个结论对我们很多人来说都有吸引力。这有点儿像科学家的饮食习惯……就像我们当时正在探索一个新的领域，将在低等动物身上实验的一些尖端科学应用于人类，并希望在未来取得巨大的回报。"说到这里，他不禁咧嘴一笑。"我们都乐于为了享受这种回报而等上一段时间，这可是做这种事情的先决条件之一！"

那时的波默洛是一位雄心勃勃的企业家，经营着自己的技术公司，并且是开发无人驾驶汽车的关键人物。作为一名计算机科学家，他在卡内基梅隆大学写了一篇博士论文，论述神经网络如何处理交通信息，而这是一种用于开发防撞装置的技术。1995 年，波默洛和他的研究伙伴托德·约赫姆（Todd Jochem）驾驶他们初步开发出的自动驾驶车辆 Navlab 上路试行，在全国境内行驶了 4500 千米，他们将这次探险称为"横跨美国的无人驾驶之旅"。波默洛是如假包换的技术狂人，而技术发展对生活可能带来的改变则激励他对 CR 采取欣然接受的态度。"我看到许多令人兴奋的事情即将发生……我可不想错过它们，"他笑着说，"我想在 30 年或 40 年之后，见证我认为会出现的所有绝妙的科学和技术，所以我想保持一副健康的身躯。"

当他开始节食方案的时候，社会有一种很流行的想法，并且受到玛土撒拉基金会（Methuselah Foundation）特立独行的联合创始人——长着一脸浓密胡须、身材瘦长的奥布里·德·格雷（Autbrey de Gray）的大力推崇。它被称为"长寿逃逸速度"，其大意是说：我们能以比时间流逝速度更快的速度找到延长寿命的方法，从而有效地超越死亡。"因此，不仅仅是因为热量限制可能会给你增加 10 年的寿命，而是这可能帮你超越那种驼峰障碍，从而让你有机会多活很长一段时间！"波默洛如此说道，"所以从那时起，直到最近，这一直都成为我的动力之源，也是其他许多人采取CR 的动机所在。"

现在他每天只吃一顿，并且在上午很早的时候就开始进食，饮食包括水果、蔬菜、坚果和种子，偶尔也包括像蒜瓣之类的其他食物。但他早已不记得饥饿的感觉了，"多年来我一直没有饥饿的感觉"。他说："我认为身体具有惊人的弹性和能力，可以适应你所采取的任何一种养生之道。我已经这样生活了这么长的时间，以至于饥饿只能败下阵来，不再骚扰我了！"

迪安·波默洛是一个很有魅力的人物，他性格外向，和他交谈让人感觉轻松自然；并且他乐于对自己的各种怪癖进行自嘲，还承认自己有点儿难以自拔。他对科学非常痴迷，在研究了丰富的动物实验材料之后，他认为让身体受冷对 CR 具有协同作用，能够促进棕色脂肪的产生，有助于燃烧热量。于是他把自己家地下室里的办公室温度设定为低于舒适水平大约 10 华氏度（5.5 摄氏度），并穿着短袖衫工作。此外，他还定期穿上一件装满冰块的背心，并且为了达到期待的长寿效果，他所采取的养生方案在严格性上甚至超过了实验室科学家所倡导的程度。

只是我想知道，他的这种完全反传统的生活方式对他的社交和家庭生活会产生什么样的影响。"老早之前，当我刚开始限制热量摄入的时候，我就发现自己在最初的几年里，完全就像一个传教士。无论周围的人们是否愿意，我都非常狂热地与他们进行这方面的讨论！"他笑了。"但我很快就发现，这不是一种适合与家人、工作同事或其他朋友交流的方式，因此我转而对此低调处理，从那以后生活就容易得多了。"

回到实验台上。几十年来，CR 的实验对象除了啮齿类动物之外，还包括诸如我们熟悉的蠕虫和果蝇等大量生物，因为它们的寿命很短，适合让科学家们探索 CR 的作用机制。（人们甚至对恒河猴也做了实验，旨在借此提供一种比其他任何实验对象都更准确的参考指标，从而获悉 CR 是否确实可以给我们人类带来更长的寿命和健康。我们后面还会对此进行更多介绍。）

这是一项极为艰巨的任务。首先，在饮食实验中考虑所有变量是一个巨大的挑战，尤其当各个实验室采用的养生方案互不相同且数量巨大时，情况就更是如此。其次，身体的所有系统都受到食物和进食习惯的影响，所以要厘清其中纵横交错的因果关系，就如同在危险地带驱车前行并试图在浓雾中辨别道路一样困难重重。潘卡伊·卡帕希和他的同事如今在加州的巴克研究所工作，他们是第一批重点关注营养传感网络的研究人员，因为这是一连串的事件进程，由信号所触发，而这些信号不但告诉细胞体内有哪些食物可以利用，而且指示身体应该如何分配资源：是朝着再循环、修复和应激等采取保护性措施的方向努力，还是不顾后果地疯狂生长？

这个网络的核心角色是我们的老朋友 TOR，它是第 4 章中我在林恩·考克斯的实验室借助显微镜观察那些神奇地恢复了活力的衰老细胞时，所看到的"雷帕霉素的作用目标"。"每次你吃东西之后，"卡帕希说，"你的身体必须把食物变成蛋白质或其他东西，对吗？这就是 TOR 这种分子的工作职责。如果在这条路径上出现基因突变，动物的体形就会变小。此外，我们很惊讶地发现：无论是在植物身上还是人类身上，这条途径都被保留了下来，因此它应当是一个非常关键的生长传感器。作为博士后，我想，既然这是一个如此重要的传感器，如果我们抑制它的活动，我们会活得更久些吗？而这正是我们的实验结论……我们已经能够证明，当你限制果蝇的饮食时，让它寿命延长的机制中就包括了 TOR。如今事实证明，这种情况在多个物种中都真实存在。"

伦敦大学学院的琳达·帕特里奇说，另一个明显影响热量限制效果的重要因素是"不让大量的营养物质通过并产生新陈代谢产物之类的东西，因为这些东西身体原本就不需要，如果出现了还必须采取措施加以应付，也就是要将其去除毒性，一举消灭。几乎可以肯定，身体处理这些废物需要一个费时费力的过程"。

她认为，这些东西由什么组成也很重要。近年来，她在伦敦大学学院对果蝇进行研究以及其他实验室对老鼠进行研究所产生的证据，对生物学界长期以来的一种假设构成了挑战，这种假设认为饮食限制对衰老的影响只取决于饮食中的热量，而营养成分只满足健康发育以及生存的所有需求，饮食限制并不重要。研究人员发现，除了减少热量之外，通过改变营养物质，也可以进一步控制模型动物的寿命。例如，在帕特里奇研究的果蝇中，在热量消耗相同的情况下，减少酵母（它们饮食中的蛋白质）能比减少糖分更明显地延长果蝇的寿命。尽管热量／营养成分的问题仍未解决，并继续引发争议，但今天大多数老年学专家倾向于使用"饮食限制"（dietary restriction，简称为 DR）一词，因为它涵盖了该方案中的所有变化因素，而不只是局限于 CR（热量限制）本身。

　　但回到本章开头那个悬而未决的问题——1935 年，麦凯在对老鼠进行的研究中发现：它们对 CR 的反应存在性别差异。这一点很重要，因为它表明，在分析研究结果时，以及在开发药物和其他抗衰老疗法时，迫切需要考虑可能出现的性别影响。帕特里奇一直在研究果蝇中所出现的这种现象。她早就注意到，与麦凯在老鼠身上的发现相反，饮食限制对雌蝇寿命的影响远远大于对雄蝇寿命的影响。其中到底有什么玄机？她在实验室里安排了两个博士后——珍妮·里根（Jenny Regan）和莫比娜·克瑞卡（Mobina Khericha），来负责找出答案。

　　首先，她们寻找雄蝇和雌蝇的身体组织在短短几周生命之内出现衰老的情况存在哪些差异，从而寻找可能影响饮食限制效果的蛛丝马迹。引起她们关注的是果蝇的肠道系统。在显微镜下，雌蝇肠道内壁细胞原本呈蜂窝状有序排列，但随着它们变老，肠道细胞开始退化，变得像马赛克一样难看，出现孔洞、微小肿瘤，以及伤口愈合而留下的疤痕。此外，雌蝇衰老之后，它们的肠道也开始出现渗漏现象。里根和克瑞卡在果蝇的食物中放入染料之后，可以看到染料在年轻的雌蝇体内快速通过肠道系统，但随着时间的推移，它们开始进入身体的其他部位。雄蝇在这几周以内几乎没有发生变化：它们的肠道内壁保持完整；即使到了生命的最后时刻，它们的肠道系统看起来与年轻雌蝇的肠道系统也没有什么差别，而且不会发生渗漏。帕特里奇在 2016 年 8 月于瑞典哥德堡举行的健康衰老研讨会上解释说："它们之间之所以出现这么大的差异，可能是因为雌蝇吃得比雄蝇多。雌蝇基本上是产卵的机器；它们必须吃很多才能产卵，所以肠道在处理营养方面所承担的工作量要大得多。"

然而，通过观察采取饮食限制方案的果蝇，里根和克瑞卡发现，老年雌蝇的肠道内壁的损伤程度要比它们自由进食的同伴小得多。这表明两位科学家的研究思路正确——减缓肠道退化是 DR 让雌蝇长寿的关键。但为了进一步确认结论正确，她们做了一个有趣的实验，而实验的成功则与果蝇的奇特生理特征密不可分。果蝇没有性激素，所以动物的性别是由每个细胞的染色体构成情况来决定的，但在分化过程中，染色体构成情况会让果蝇朝着不同的性别分化。这意味着，为了达到实验目的，研究人员通过一些巧妙的基因方法，可以培育出同时具有两种性别的果蝇，从而让雄蝇身上具有雌蝇的肠道系统。但这还不够。由于果蝇的肠道可以分为几个隔间，于是两位科学家设法让这种转基因果蝇肠道的顶部隔间保持不变，以此作为实验中的参考对象。她们推断：这个隔间应该继续表现得像雄蝇的肠道，从而保证她们观察到的这两部分肠道隔间所出现的任何差异，都是果蝇身体对周围环境的真实反应，而不是科学家对肠道解剖结构进行操控而造成肠道整体破坏的结果。

果不其然，当这些果蝇变老时，它们肠道中的参照部分保持完整，而其余雌性化的肠道就像普通雌蝇一样发生恶化，并且同样出现渗漏现象。有趣的是，转基因的雄蝇继续像普通雄蝇一样进食，也就是说，它们吃得比雌性少得多，但它们的肠道系统仍然像普通雌蝇一样发生了病变。帕特里奇说："这表明雌蝇的肠道先天就适应消化大量食物，而非果蝇的肠道病变是由食物直接造成的。"

一般而言，雄蝇的寿命比雌蝇短，而改变了基因的雄蝇中寿命就更短了。帕特里奇认为，雄蝇的免疫系统不如雌蝇发达，并且转基因的果蝇可能过早死亡，因为它们不能像雌蝇一样轻松应对自己雌化肠道的退化。于是它们因遭受巨大的"双重打击"而一命呜呼。然而，DR 给了这些转基因雄蝇和正常雌蝇同样的优势：它减缓了肠道的恶化症状，给这些果蝇延长了生命。

这些实验的确精彩，但它们对我们人类有什么启示？"我想，就像其他许多实验一样，这个实验提出的问题可能比它回答的问题更多。"帕特里奇说，"肠道问题能解释其他抗衰老反应中的性别差异吗？老鼠的肠道老化和我们人类的肠道老化之间存在性别差异吗？（出乎意料的是，肠道作为一种可能影响衰老的重要组织，居然被人们给忽视了？）它对于各种抗衰老方案的总体效果是否具有重要影响，甚至对那些并非单一性别[1]的生物也有作用？所以我认为这里有很多工作有待完成，特别是针对老鼠，我们可以开始更仔细地观察它们的肠道系统。"

与此同时，美国的两个研究小组近年来报告了他们几十年前就对恒河猴进行 DR 研究的结果。（对灵长类动物开展的衰老研究尤其具有挑战性，因为猴子通常能活 35~40 岁。）一项研究显示 DR 对恒河猴的寿命没有影响，而另一项却研究显示 DR 对恒河猴的寿命产生了影响。帕特里奇说："但两组实验都非常清楚地显示，在衰老过程中，恒河猴身上几乎所有的功能都得到了改善，它们基本

1 即没有表现出性别差异。

上没有受到疾病的折磨。"

与此同时，我们自己的灵长类动物模型——迪安·波默洛，一直关注科学，他根据人们对猴子进行实验所取得的成果改变自己的饮食和生活方式，放松了在饮食上对自己的严格要求。他说："过去几年中出现的许多科学都倾向于粉碎这样一种观点，即起码你在高等哺乳动物身上，你可以像在啮齿类动物身上一样做到大幅度地延长其寿命。甚至来自一些啮齿动物的实验数据也表明，避免肥胖这种温和的热量限制措施，也足以让它们获得严格热量限制所带来的绝大部分好处。"

"但对我来说真正的触发因素是对灵长类动物展开的研究。这儿有一条消息值得透露给大家：也许你不必做得如此辛苦，也能获得其中的好处。"对大多数主流老年学专家来说，这些好处让人们的晚年健康状况得到显著改善，才是最值得关心的话题。现在，人们正在寻找能够模拟饮食限制效果的药物，它不会带来痛苦，也不会对其社会生活造成干扰。这是必然出来的结果。因为多年来对热量限制和固定食物种类的过度强调，极大地影响了人们的生活质量。

第 9 章

免疫系统——先头反击力量

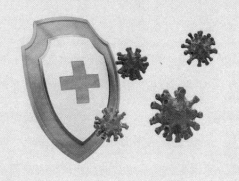

正如本书前面章节所简要介绍的那样，从癌症、糖尿病、动脉硬化和关节炎到失明、肺病和痴呆症，所有与衰老相关的疾病中最常见的标志之一是炎症。它不是我们平常熟悉的皮肤红热、肿胀化脓等症状，而是表现为平时难以觉察的慢性轻度发炎，出现这种现象的部分原因是免疫系统在前后两次发炎之间从未完全停止工作。这种慢性炎症对生命机器的平稳运行产生了如此巨大的磨损作用，以至于在 2000 年，意大利免疫学家克劳迪奥·弗朗切斯基（Claudio Franceschi）将其称为"炎性衰老"，这一术语暗示它是一个无声无息的健康杀手。

许多事情都会导致炎性衰老。衰老细胞为了平息炎症，会向免疫系统发出求援信号，并且由于功能失调的老年细胞随着年龄的增长而不断增多，它们发出的求助信号会持续存在。我们大部分时间都能与生活在我们肠道中的数十亿微生物和谐相处，因为它们可以帮助身体分解并吸收食物，尤其是其中的淀粉。但是随着我们日渐衰老，我们的肠道内壁开始衰弱并出现孔洞，这种情况就像我们前一章中在果蝇身上看到的那样，会让微生物泄漏到血液循环系统中。科学家们认为这些四处乱窜的微生物能让免疫系统保持持续运转。然而，由于体内清理机器效率降低，随着时间的推移，生活过程中产生的碎片，如自由基和其他新陈代谢的废物，就会在身体里逐渐积累起来。

大多数自由基是由线粒体产生的，而线粒体则是驱动细胞产生能量的电池。但科学家指出这些细胞电池在引发炎性衰老的过程中还扮演了另一种有趣的角色。线粒体被认为起源于一种细菌。这种细菌在亿万年前被一种呼吸氧气的细胞吞噬，而这种细胞却无法将其消化。被困在细胞内的线粒体利用宿主细胞质中的食物产生丰富的能量，并最终在细菌和宿主细胞之间形成一种互利关系，为它们提供能量并使它们茁壮成长。今天，线粒体已经完全整合进我们的细胞当中，以至于它被免疫系统当成"自己人"而加以接受。然而，当它们从破裂的细胞中溢出，或者因年龄和生活中的磕碰而出现损坏时，它们会释放出一些暴露其细菌起源的分子，从而让免疫系统提高警惕，如临大敌。

脂肪组织也是炎症产生的根源，这也是肥胖症会对健康构成威胁的原因之一。英国伯明翰炎症和衰老研究所所长、免疫学家珍妮特·洛德（Janet Lord）说，即使是那些进入中年但体重没有明显增加的人，身体也会积累起一些脂肪。"随着年龄的增长，干细胞开始出现变成脂肪细胞的趋势。"她解释说，"所以，即使你非常苗条，但仍然可能有很多脂肪遍布全身。这似乎是由于一些细胞表面的感受器发生了变化，它们不能接收到制造'肌肉细胞'或'胸腺细胞'的信号，而在这种情况下，它们似乎默认自己的工作是'制造脂肪细胞'。"

我们身体中的许多细胞都可以产生细胞因子，而这些细胞因子其实是微小的信号分子，它们可以来回传递信息，让细胞之间的交流渠道保持畅通。炎症细胞因子也在免疫系统和身体其他组织之间交流信息。这些小信使的最大来源之一是骨骼肌组织。洛德认为，其实原因也很简单，因为我们体内有这么多骨骼肌组织，所以有必要打破这种平衡。不活跃的肌肉会产生有利于炎症发作的细胞因子，而活跃的肌肉则产生对炎症具有抑制作用的细胞因子，从而可以维持二者之间的平衡。"这就是为什么锻炼对你益处多多，也是久坐有损健康的原因所在。如今有独立的研究表明，人们久坐时间的长短可作为一个衡量其潜在健康风险的独立因素。所以你可以像我一样出去晨跑。但是如果我坐着不动的时间长达 10 小时，那我最好不用费心锻炼了。因为它已经抵消了我早上锻炼所带来的所有好处。"

珍妮特·洛德基于以上原因给自己买了一张站立式办公桌，因为站姿可以增加肌肉的负担并让肌肉处于紧张状态，而当你坐下的时候肌肉并不活跃。目前还没有人知道肌肉在多大程度上保持活跃才有利于健康，为此，她在伯明翰的研究团队正在组织相关研究来寻找答案。研究人员对养老院的老人进行研究，因为他们一天中大部分时间通常都是坐着度过的。在实验中，一些老人被要求每小时站 10 分钟，虽然这只是意味着让他们抓住齐默式助行架而已。后来，研究人员把这一组老人的炎症标志物与养老院中另一组像平时一样继续保持久坐习惯的老人进行了比较。

　　研究人员还对一群健康活跃的老年人展开实验，让他们分别坐1 个、2 个或 4 个小时，并观察促炎信号以及抗炎信号在什么时候失去平衡，从而导致炎症出现。"目前所有的保健指南都只是告诉人们'尽量避免久坐'，因为除此之外，我们一无所知。"洛德说，"但我们需要给人们提供具体的建议，比如说，'每小时起身站一下'或者'坐下的时间不要超过两小时'。此外，我们还可以给养老院经理提出建议，告诉他们'不要让你院子里的老人整天都坐在那里'。"

　　除了一直处于轻度活跃水平而引起炎症之外，免疫系统本身也会随着时间的推移而逐渐老化。简而言之，我们身体防御机制的职责就是检测并杀死细菌和病毒等微生物，制造专门的武器（抗体），对付我们反复接触的病原体（这是免疫记忆），并从我们的身体中祛除诸如癌细胞等受损或异常细胞。证据表明，随着时间的推移，免疫系统在各个方面都表现得越来越弱，工作效率也越来越低。本章将探讨受伤或感染的"先头反击力量"，如果你愿意的话，也可以将其视为免疫系统的护理人员。其中扮演重要角色的是充当"哨兵"的树突细胞。它们正好位于皮肤和黏膜的表面之下，这是我们身体与外界接触最密切的区域，而入侵者会选择从那里入侵。这些树突细胞的主要任务是在感觉到危险时提醒并激活免疫系统中的特化细胞。

　　我将在下一章中对树突细胞展开更详细的讨论。不过在这里，我将集中讨论先头反击力量中占主导地位的白细胞，也就是中性粒细胞（neutrophils），它们位于受伤或感染的部位，并且掌握了很多中和病原体的战斗策略。中性粒细胞可以吞噬病原体（一种被称为吞噬作用的过程），并用有毒分泌物杀死被吞噬的细菌。它们可以释放出分子，杀死附近未被吞食的细菌，并发出信号，要求免疫系统中的其他细胞到感染部位进行增援。它们还可以抛出由多条DNA制成的黏性捕网（中性粒细胞所设置的体外陷阱），在病原体通过时将其诱捕，从而阻止感染传播。"黏性捕网在许多方面都算得上一种补偿器，能让免疫系统中移动相对缓慢的细胞去'捕捉'活动猖獗或循环流动的细菌，这样差不多就把中性粒细胞变成了像蜘蛛一样的捕食者：先是设置陷阱，然后等待猎物自己靠近。"加拿大卡尔加里大学的克雷格·延内（Craig Jenne）和保罗·库比斯（Paul Kubes）如此写道。

人们一旦上了年纪，体内的中性粒细胞在吞咽和捕杀病菌以及使用DNA黏性捕网方面，就不像他们年轻时那样敏捷高效了。但是正如我们在第4章中简要介绍的那样，这些免疫细胞最大的问题是它们在行动过程中丧失了方向感。当对促炎信号做出反应时，老年中性粒细胞曲折地穿过体内组织到达受伤部位，就像一个全球定位系统存在故障的急救人员，在行进过程中会造成附带损害。洛德的伯明翰团队研究了中性粒细胞的迁移模式及其对组织的影响，发现"即使在健康的老年人中，中性粒细胞在体内游荡、寻找感染部位所造成的伤害，也是年轻人的2倍"。那么，这在什么时候会给生活形成困扰呢？"对于大多数年满40岁和50岁的人来说，身上都存在这种症状，"洛德说，"当你年满60岁或70岁的时候，情况就变得越发糟糕。此时在你体内很难找到一个可以朝着正确方向快速行进的中性粒细胞。"

迷路的中性粒细胞要经过很长时间才能够到达预定目标，这就是为什么我们小时候在操场上擦伤膝盖或肘部之后，伤口可以迅速结痂，但随着年龄的增长，我们伤口愈合的速度要比年轻时慢得多，并且这也是老年人对感染反应很差的原因之一。在患了肺炎等严重感染之后，老年人体内的中性粒细胞比平时更容易迷失方向，并且它们赶赴现场所造成的附带损害程度也会大幅增加，甚至高达年轻人的 5 倍，这也是造成老年人身体普遍虚弱的一个重要原因。年轻人体内的中性粒细胞在严重感染的情况下也会在某种程度上迷失方向，不过它们的工作效率能迅速恢复到感染肺炎之前的水平，而老年人体内的中性粒细胞不能重置自己的定位系统，从而使他们容易反复感染。

然而，中性粒细胞衰老所产生的问题不仅仅体现为行动缓慢以及难以杀死病原体。因为出现这些现象的根本原因在于，老年人体内的这些细胞通常对促炎信号反应极为迟钝。为什么呢？事实证明，由于潜伏着慢性炎症，老人身上的中性粒细胞虽然已被激活，但它们在一大片背景噪声之中无法清晰地"接收"到新的信号。洛德和她的同事从这个发现中得到了启发。她们在实验室中已经找到了信号和反应之间存在的通道，并且知道有药物可以影响这条通信路径。事实上，她们所讨论的药物是斯达汀（statins），它已经被数百万人用来降低胆固醇和预防心脏病，但洛德和她的同事们发现，这种药物碰巧还能改善衰老的中性粒细胞的导航能力。如果他们使用这种斯达汀来抑制老年人体内中性粒细胞的持续激活，并在一定程度上恢复中性粒细胞的方向感，那会不会使它们在遭遇下一次严重感染时反应得更迅速一些？

　　她们在实验室中对中性粒细胞进行了测试，结果一举成功。因此，她们在一小群健康的老年人中进行了试验，发现这些老人在服用斯达汀仅仅两周之后，体内的中性粒细胞就恢复了活力，变得像年轻人一样擅长于导航。并且斯达汀对老年肺炎患者体内的中性粒细胞同样有效。但是那些经常服用斯达汀来治疗其他疾病的患者又怎么样呢？洛德和她的同事莉兹·萨皮（Liz Sapey）想知道肺炎患者是否比没有服用斯达汀的病友有更大的概率幸存下来，而这并不难发现。洛德团队使用的实验室位置特殊，坐落在伯明翰繁忙的伊丽莎白女王医院，它建于 2010 年，每年接待约 100 万名患者。如今这家医院已经实现无纸化办公，并把病人的所有信息都记录在位于病床末端的平板电脑上。几天后，洛德派去检查的学生回来了，给她带来确切的消息：是的，服用斯达汀的老年肺炎患者和没有服用这种药物的患者相比，对感染具有更强的抵抗能力。

　　"我们很久以前就知道，如果你观察患者服用斯达汀之后胆固醇降低了多少，接着再观察他们健康状况的改善情况，会发现二者之间并没有多大的关联。"洛德说，"所以对于一些患者而言，即使你给他们服用斯达汀，他们的胆固醇也不会下降太多，而另一些患者服药之后胆固醇则会下降很多，但是似乎所有病人都有从这种药物中获益。我们现在觉得这可能更多的是与该药物对免疫系统的影响有关，因为斯达汀可以降低炎症，改善你的中性粒细胞，而且它们还能使（更专业的）T 细胞更好地发挥作用。"目前正在进行大规模临床试验，以确定是否值得特别推荐斯达汀来提升免疫系统和心血管方面的机能。

* * *

在任何年龄阶段发生骨折都算得上一种创伤性事件，但对老年人来说，它还可能演变成一个生命杀手：发生骨折的老年人中，约有 1/4 会在一年内死去。洛德领导的伯明翰团队开始寻找其中的原因。正如你从我们目前所掌握的信息做出的预测那样，衰老的免疫细胞不能对损伤做出非常有效的反应，但来自压力荷尔蒙的影响会进一步破坏免疫细胞。当我们任何人发生骨折时，首先，荷尔蒙可体松（the hormone cortisol）会在体内出现飙升，并融入血液循环。它的作用是调动身体来应对紧急情况（制定"或战或逃"的应对策略），并且抑制一些非必要的功能，甚至包括免疫系统的活动在内。可体松爆发后不久，应激反应机制提高了一种叫作"DHEAS"（硫酸脱氢表雄酮）的激素的水平，它是一种免疫增强剂，能迅速恢复免疫平衡。在年轻人中是这样一种情况，但在老年人中则不然：DHEAS 的产量在 30 岁左右达到峰值，此后开始下降，因此髋部骨折的老年患者就无法恢复免疫平衡。这使他们面临很高的感染风险，通常是罹患肺炎、尿路感染或其他某种在医院流行的疾病。

然而，有趣的是，洛德的调查显示，真正的罪魁祸首不仅仅是可体松和 DHEAS 之间的失衡，此外临床抑郁症也难辞其咎，这种疾病影响了 1/3 以上的髋部骨折患者，而且很可能也是由荷尔蒙失调引起的，因为众所周知，这种情况会影响患者的情绪。他们检查了每位患者体内的中性粒细胞活性，发现在所有病人之中，这些重要的小勇士仍然能搜寻并吞咽细菌，但是那些抑郁症患者却无法对已被吞噬的病原体做出最后的致命一击。令人惊讶的是，如果髋部骨折患者没有受抑郁症折磨，那么免疫抑制就不会对他们产生多大的影响，因为每个病人，无论他抑郁与否，在跌倒后都会变得虚弱。

但是如果一个人遭受的创伤是心理上的而不是身体上的呢？洛德和她的同事监测了失去亲人的老年人体内的中性粒细胞活动，发现"丧亲之痛和髋骨骨折一样会带来一种巨大的压力，并且这种压力会持续存在"。

"我们对这些失去亲人的老年人进行了为期一年的跟踪调查，发现他们的免疫系统一直受到抑制。"她回忆起人们经常听到的一种故事，内容关于一对结婚 40 年或更长时间的夫妇，如果其中一人去世，那么另一人很快就跟着去世了。对此她表达了看法："他们死于感染，并且几乎总是肺炎。所以我总是说他们不是死于伤心，而是死于免疫系统的崩溃。"

第 10 章

免疫系统——专家接管任务

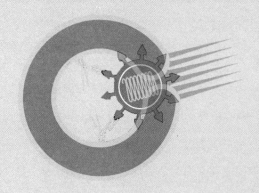

到目前为止，我一直在谈论先天免疫系统，即具有广谱活性的先头反击力量。下面，我将观察身体防御机制中另一个更"智能"的分支——适应性免疫系统，它负责让身体对可能反复威胁我们的外来入侵者建立抵抗力，但随着我们走向衰老，它会出现哪些变化呢？美国亚利桑那大学免疫生物学教授扬科·尼科利奇－祖基奇（Janko Nikolich-Zugich）说，免疫系统的这种分支只存在于脊椎动物（也就是像我们这样具有脊椎和脑壳的动物）当中。"它是专门进化来对非常复杂的多细胞生物提供保护的，并且只对特定细菌极为敏感。其作用原理就像激光一样，以异常精准的方式协调行动，将微生物从体内清除"。为此，它演化出专门的武器来识别并消除我们体内的每种异物。

适应性免疫系统的细胞是由骨髓制造的 B 细胞，以及由胸腺制造的 T 细胞（因此包括 B 细胞和 T 细胞）。B 细胞产生抗体（一种单独定制的武器）以应对特定细菌的入侵。这些细菌在血液和淋巴系统中循环，准备在病毒返回时与之战斗。此外，当身体召唤它们与入侵者（通常是进入细胞内部的病毒）战斗时，T 细胞会将一些原始细胞（它们尚未形成特化细胞）变成全副武装的杀手，并且这些杀手可以大量繁殖，让自己的数量增加数十万倍。这些杀手细胞发动群体攻击，杀死被病毒感染的身体细胞。等到入侵者被击溃，这些专业士兵大部分都已牺牲，但也留下少数幸存者，带着对入侵者的完整记忆返回军营。这些幸存者被称为"记忆 T 细胞"，它们一旦识别到一种细菌的重复入侵，就准备再次投入行动，并制造出数百万专业化的杀手细胞。

这就是免疫和疫苗接种的基础，适应性免疫系统具有如此惊人的战斗力，以至于我们甚至都没有意识到有细菌侵入了自己的身体。也就是说，等到我们变老，正如我们所见，构建我们身体防御机制的每个零件也会衰老，于是平时沿着指挥链形成的一些小缺陷得以不断积累，从而导致整个免疫系统出现越来越严重的缺陷。

在前一章中，我简要提到树突细胞，它们充当哨兵，在发生细菌入侵时负责激活适应性免疫系统。树突细胞通过收集入侵细菌的碎片来做到这一点，它们将这些碎片呈现给适应性免疫系统的士兵（B 细胞和 T 细胞），而它们原本就集结在淋巴结所形成的兵营里等待召唤。然后，B 细胞和 T 细胞根据树突细胞提供的细胞样本设计出相应的专用攻击武器。

在亚利桑那州的实验室里，尼科利奇 – 祖基奇研究了这些哨兵和适应性免疫细胞之间的相互作用。他指出，在它们衰老之后，"当我们对树突细胞进行仔细检查时，会发现它们收集细菌碎片的能力减弱了。这使得它无力启动 T 细胞，因为（树突状细胞）还没有达到充分的激活程度，无法向 T 细胞提供足够的病毒分子。除此之外，它们也没有制造出其他可以激活 T 细胞的因素和分子"。

所以老年人体内的哨兵在收集情报方面表现差劲。反过来，适应性免疫细胞（包括 B 细胞和 T 细胞）由于多年的反复刺激和分身增殖而日渐衰竭，导致端粒缩短，最终走向衰老。因此，此时体内没有多少未经培训的原始细胞留在营房里等待应对新的威胁。激活不足的衰老 B 细胞产生的抗体质量很低，同时衰老的 T 细胞难以培养出具有战斗力的新兵，而军队中少量的特化 T 细胞储备又开始丧失记忆，这些因素叠加在一起，使身体在面临入侵时的防御能力变得越来越差。正如我从自身经历中发现的那样，有时，以前的敌人会趁机发动新的攻击。

我 9 岁的时候，父母在爱尔兰租了一辆房车出去享受家庭度假。但这次度假之旅却充满波折。我的父亲，一名热带医学博士，当时正好没有任务，于是有时间休息。先前我们在婆罗洲待了 3 年，现在才刚刚回来，并且不知道爸爸的下一次工作会把我们带去哪里。但爸爸的脖子上长了一个疖子，而在放假的两天之后，我妹妹也得了皮疹，全身布满大大的水泡。几天后，我和姐姐也未能幸免。我们得了水痘。我依稀记得：我们 4 个病人和焦头烂额的母亲一起待在房车上显得实在有点儿拥挤，并且雨一连下了两个星期。那样的家庭假日可不会让人感到快乐。

让我把时间快进到 40 年或更久之后。我正坐在飞往贝尔格莱德的飞机上，准备在那里就艾滋病病毒感染者和艾滋病病人的情况向世界卫生组织做报告。我坐立不安，浑身不舒服，心里有一种说不出的焦虑，并且身上冒出了一些小水泡，皮肤则变得极为敏感，简直让人碰都不敢碰一下。我患上了带状疱疹。两次疾病虽然相距遥远，但都是由带状疱疹病毒引起的，而这种病毒会带来水痘，在最初感染之后就一直潜伏在神经细胞当中，只是被健康的年轻免疫系统控制起来而已。但随着年龄或压力的增长，这种免疫监控作用减弱，病毒可以趁机挣脱束缚，并传播到皮肤的神经末梢，从而产生带状疱疹。

此外，我们更有把握预见的是：随着年岁渐长，以后我们将面临的一种健康威胁是在冬季爆发的流感高峰。流感病毒对我们具有"双重打击"效果，原因在于：老年人不但特别容易感染流感，而且由于防御机制衰老，他们对疫苗接种的反应往往很差，而疫苗接种是通过启动适应性免疫系统来产生专业化的防御武器。此外，由于细胞记忆衰退，疫苗接种的保护作用不会像在年轻人身上那样持久有效。75 岁以上的老人感染流行性感冒的可能性几乎是 65 岁以下的老人的 2 倍，并且其中 1/3 的患者最终会因染上某种危及生命的疾病而住院治疗。尼科利奇－祖基奇说："仅在美国，每年就有3 万 ~4 万人死于流感。这还只是影响老年人的一种感染而已。死于流感的老人中超过 95% 年龄都在 65 岁以上。"

然而，65 岁以下的老人很少会住院或死于流感。情况确实如此，除非——根据我们在第 7 章遇到的伦敦大学学院的琳达·帕特里奇的说法——他们正在实行热量限制。事实证明，这种节食策略效果明显，可以减缓包括我们在内的许多物种的衰老进程，但它的缺点之一是会抑制免疫系统。如果离开实验室可控的无菌环境，一旦出去接触现实世界，这就可能带来致命的后果。"限制饮食的动物通常不太擅长于清除体内的病毒。"帕特里奇说，"这方面最受人关注的是流感病毒。自愿节食的人也是如此，如果他们得了流感，可就意味着遇上麻烦了。"她还指出，限制饮食的人伤口也不太容易愈合。"如果出现任何创伤或感染，他们就必须放弃饮食限制。"

* * *

这里的好消息是我们可以做一些事情来延缓身体免疫力的下降。其中生活方式起着至关重要的作用。洛德和她在伯明翰的团队招募了一群 55~80 岁的人员作为实验对象。她说，这些人成年后大部分时间都在骑自行车，并且，"不是'骑自行车去商店购物'那种偶尔为之的业余人士，而是你在周末看到的那种穿着紧身车服骑自行车的专业爱好者"。在进行实验的 3 天时间里，他们对这些自行车爱好者做了一系列体能测试，对他们的心肺功能、认知水平和免疫功能以及肌肉质量、骨密度和流向大脑的血液等一切指标都做了检查。虽然这些人的肌肉和骨骼没有显示出衰老的迹象，但他们的心肺功能确实随着年龄的增长而有所下降。但是这种严格的定期锻炼对适应性免疫系统还是产生了显著的影响。

像其他所有免疫细胞一样，T 细胞来自骨髓中的干细胞库，它们被送到胸腺接受培训并成为专业的健康捍卫者。胸腺是位于心脏正上方的一个李子大小的腺体，在童年时期体积最大，因为那时它最繁忙，要创造一支细胞军队来对抗外来入侵者。过了青春期，胸腺就开始萎缩，并逐渐被脂肪组织取代。它生产新的特化 T 细胞的能力也逐渐下降。但在洛德招募的自行车运动员中，情况并非如此。"他们的胸腺能继续大量生产新的 T 细胞，"她说，"经过我们的测量，他们生产 T 细胞的水平和 20 岁的年轻人一样好。"她认为出现这种现象的原因在于：在保持生长激素水平从而维持胸腺活动方面，自行车运动员的肌肉比那些不太活跃的同龄人的肌肉显得更有效率。

为了符合她的研究要求，男性自行车运动员需要在 6.5 小时内骑完 100 千米，女性自行车运动员需要在 5.5 小时内骑完 60 千米，并且在过去两周内至少要 3 次达标。但是，要获得这些健康回报，你必须如此辛苦地坚持锻炼吗？洛德的研究小组观察了另外 200 人的免疫功能，其中一些人的运动量符合当前国民健康服务体系关于体育活动的指导方针，而另一些人则是平常喜欢窝在沙发上的电视迷。活跃组的慢性炎症水平比久坐组低得多，尽管两组人的胸腺都出现了萎缩，不过这是随着年龄增长而出现的正常衰落现象。"为了保护胸腺，你可能必须做相当高水平的运动。"洛德说。但就日常生活中维持肌肉中促炎和抗炎信号之间的平衡而言，"你只须从久坐不动变成稍微做点儿运动，就能获得最大的收益"。

第 11 章

病毒反击

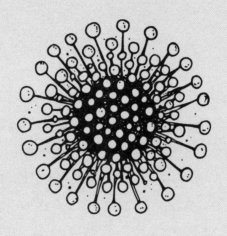

免疫系统显然随着时间的流逝而不可避免地发生衰退，这是形成与衰老相关疾病的一个关键因素。但是其他疾病呢？那些虽然与衰老不相关，但会破坏免疫系统的疾病，也会对衰老的速度产生影响吗？让我们看看巨细胞病毒（cytomegalovirus）。众所周知，巨细胞病毒是一种疱疹病毒，它们与引起水痘和带状疱疹的病毒属于同一家族。这种疾病在世界上非常普遍，高达90%的老年人可能会感染它。它是由体液携带的，包括唾液、血液、尿液、精液、阴道分泌物和母乳。尼科利奇－祖基奇说："如果你在子宫内就感染了巨细胞病毒，那就真的麻烦了，因为它极具破坏性。"它是造成耳聋、失明、精神障碍以及脑瘫的一种潜在因素。然而，我们大多数人是在孩提时代，在学校操场上的磕磕碰碰中被这种病毒所感染的，等到我们以后长大成人、有频繁的性生活时，它就开始攻击我们。此外，十之八九的情况下，我们完全感觉不到巨细胞病毒的存在，因为它们通常不会在健康者身上引起任何外在迹象。但这是一种巨病毒，一旦被其感染，我们将变成病毒的终生携带者。随着患者开始衰老，巨细胞病毒会对他们的免疫系统产生深远的影响，有可能增加病人罹患心血管疾病、阿尔茨海默病和某些癌症的风险，并让患者感觉自己浑身虚弱。

在感染巨细胞病毒的最初阶段，免疫系统会发起强大的攻势，试图击垮病毒，但此时的病毒会躲藏在血液中的干细胞（免疫系统所有特化细胞都由它发育而成）里面，并顺便感染几个特化细胞。这意味着患者一辈子都别想摆脱巨细胞病毒的纠缠，因为它以后可以一直生活在患者免疫系统的核心部位。但是这样做也让病毒付出了高昂的代价。

尼科利奇 – 祖基奇说："为了与宿主保持这种非常微妙的平衡关系，巨细胞病毒得贡献出自己大约 90% 或更多的基因。但是，我们反过来要动用大量的免疫资源来控制巨细胞病毒，因为只要这些病毒有再次爆发的危险，我们的身体就会制造大量的 T 细胞杀手，并且每次出现这种险情，体内的记忆 T 细胞数量都会增多，于是以后只要巨细胞病毒意图不轨，就会被它们立即识别。随着时间的推移，对付巨细胞病毒逐渐变成了整个免疫系统中的首要任务，牵制了大约 10% 的 T 细胞，甚至在一些老年人身上，多达一半的记忆细胞是专门用来识别巨细胞病毒的，这种现象被称为'记忆膨胀'（memory inflation），而它可能会让我们的身体在对抗其他感染时，可以调动的免疫资源变得更加稀少。"

巨细胞病毒除了在入侵时以血细胞为目标之外，还会侵袭位于大血管壁上的细胞。形成动脉粥样硬化（一种典型的老年疾病）的脂肪斑块也在此处聚集，其周围往往就会有巨细胞病毒存在。但是很难区分其中的因果关系。位于动脉壁上足以威胁生命的脂肪斑块，是在这种病毒的作用下形成的吗？或者它只是被应急赶来的免疫细胞携带到了炎症部位？因为正如我们刚刚看到的那样，这些免疫细胞正好是巨细胞病毒的主要藏身之处。换句话说，巨细胞病毒是给动脉直接带来麻烦的罪魁祸首，还是仅仅作为一个十分无辜的旁观者？如果要认定巨细胞病毒是造成衰老的驱动因素，这仍然是需要回答的一个重要问题。

此外，很多其他问题同样有待解决。比如，是什么原因重新激活了巨细胞病毒？这种激活是由宿主体内的某种东西引发的，还是由病毒内在的某种东西引发的？巨细胞病毒真的平时处于潜伏状态，只有在被重新激活时才会引起炎症，还是它一直就在悄悄活动，不断泄漏出病毒颗粒，刺激人体持续产生轻度炎症，并直接导致炎性衰老？

这些问题之所以很难回答，部分原因在于我们没有真正合适的动物模型可以模拟人体出现巨细胞病毒感染的情况。巨细胞病毒具有物种特异性，会根据不同的宿主进行微调，这样人类身上的巨细胞病毒就不会感染老鼠，甚至也不会让猴子或黑猩猩受到影响，反之亦然。从好的方面来说，巨细胞病毒在不同物种中的行为非常相似。但是不好的消息是，一些被认为会将人体内巨细胞病毒重新激活的日常因素，如工作压力等，很难在模型生物中进行恰当模拟，因此也就难以验证这些假设是否属实。

"我们已经花了一段时间来研究老鼠身上的巨细胞病毒和衰老之间的关系。"尼科利奇－祖基奇说，"但是我们觉得自己在实验中遇到的一大难题是，无论我们以何种方式对待这些老鼠，它们都显得很紧张。比如说，最让老鼠紧张的一种行为是某个研究生突然出现在实验室里，并伸手试图抓住它的尾巴！我们知道，在人类身上，事实上，我们已经能够对此进行测量：每当体内再出现一次小小的感染，或者某件事让你感到不安，巨细胞病毒就会在某种程度上被重新激活。"他们现在必须在老鼠身上模拟这种现象，让它们处于和人类更接近的环境条件当中，从而可以调节自己感受到的压力水平。

即便如此，你也很难知道在老鼠身上发现的东西有多少适用于人类。但是如果你善于收集相关信息，就会发现：加州斯坦福大学的一个小组最近对双胞胎进行的一项研究已经提供出一些有趣的证据，证明巨细胞病毒不仅仅是一种无处不在的、爱管闲事的家伙，它们还可能通过对免疫系统产生影响，从而加速人类的衰老进程。

这项研究属于人们对先天或后天因素所进行的引人入胜且永无休止的探讨内容之一，其目的不是研究衰老本身，而是评估我们的基因对免疫系统工作水平所做出的贡献。该团队招募了105对年龄在8~82岁的双胞胎作为研究对象，其中有78对属于同卵双胞胎，他们是理想的受试者，因为他们在测量中显示出的任何差异都可以轻松地归结于环境因素，毕竟这些双胞胎是从同一个受精卵发育而来的，有着相同的基因组成。科学家们一共研究了他们身上的204个变量，即组成强大免疫系统的204个独立元素，包括一些免疫细胞群、信号蛋白质，以及存在于血液循环中的其他重要蛋白质。结果研究团队发现，在测量的几乎所有指标中，如果它们表现出差异，那么该差异主要是受环境因素的影响，而不是受遗传因素的影响而产生。此外，这些双胞胎年龄越大，受环境的影响就越大，他们的基因对免疫系统行为产生的影响也就越弱。于是研究人员得出结论，最有可能对环境产生影响的是一个人一生中所接触的许多不同微生物，包括细菌、病毒、真菌和其他微生物。这些环境差异自然会随着时间的流逝而逐渐积累起来，这有助于解释为什么双胞胎的遗传特征会随着他们年龄的增长而变得越来越不重要。

在这方面，有一种微生物给我们提供了一个特别具有代表性的例子。尼科利奇－祖基奇说："在这些双胞胎中，有一些虽然身为双胞胎，但其中一个体内存在巨细胞病毒，而另一个体内却没有巨细胞病毒。出现这种情况绝对令人震惊。"它表明巨细胞病毒的存在，对他们所测量的全部免疫指标中的一半产生了影响。换句话说，"巨细胞病毒是对所有免疫功能产生巨大作用的调节器"。

但是，似乎为了混淆迄今为止我们所得出的一切结论，并提醒研究人员，科学上几乎没有确定不变的事情，又有证据表明：巨细胞病毒有时可能对携带者产生有益影响。"它甚至可以提高成年人对其他感染的免疫防御能力，同时提高他们对疫苗接种的反应能力，"尼科利奇－祖基奇说，"因此，理解这种病毒和我们身体之间错综复杂的共存关系，对于改善免疫系统的老化现象非常重要。"

＊　＊　＊

当然，我们大多数人都不知道自己体内的巨细胞病毒状态，也不知道我们的免疫系统是否在悄无声息地与一种可能会加速我们衰老的病毒打一场持久战。但艾滋病病毒的情况并非如此：这种微生物的存在只有在它迅速破坏我们身体的防御系统之时，或者在我们终生依赖强效药物来阻止它发作的过程中，才为人所感知。那么，艾滋病病毒在感染者衰老时会对他们造成什么样的影响呢？

第12章

艾滋病病毒感染者和艾滋病病人——雪上加霜

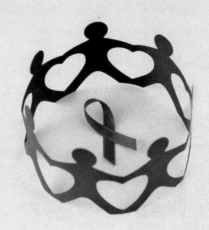

我个人对艾滋病很感兴趣。作为一名自由撰稿人，我恰好曾在位于日内瓦的世界卫生组织（WHO）工作过。当时人们第一次提到一种奇怪的现象，并且这种现象让医生们都感到困惑不解：旧金山的一群年轻同性恋男子患了罕见的肺炎，而这种肺炎通常只在老年人或免疫系统遭受严重破坏的病人身上才会出现。这份报告发表在美国亚特兰大疾病控制中心出版的一本枯燥的小刊物《发病率和死亡率周报》（*Morbidity and Mortality Weekly Report, MMWR*）上，它实际上只是把世界卫生组织方面的统计数据收集在一起而已。那是在 1981 年，随后我被要求为世卫组织的一份期刊写一篇关于这种神秘疾病的短文。当时没有人知道我们将面临什么样的可怕后果——一场毁灭性的流行病将席卷全球；它虽然只是一种病毒的传播，但在爆发的头几年，所有感染这种病毒的患者都相当于被宣判了死刑。

在接下来的 20 年里，我一直在一线对艾滋病疫情进行报道，当时这种疾病主要是在非洲肆虐，但也包括其他国家和大陆，因为病毒就像丛林大火一样四处蔓延。我记得坦桑尼亚和乌干达的维多利亚湖畔有一些村庄，那里最繁忙的工作就是制造棺材，你可以看见路边制造棺材的小作坊里堆积着齐膝深的锯屑。我还记得当地每家后院里都新添了不少坟墓，星星点点地隐藏在棕榈林里，看起来就像新鲜的伤口一样。有时，一个家庭里的整整一代年轻人——五六个甚至更多家庭成员——一下子全都病逝，留下孩子由他们的祖父母抚养，而这些祖父母在自己年老时又无人照顾。

我还记得科学家们为理解这种病毒并研制出对抗它们的武器所做的英勇努力。后来抗逆转录病毒疗法（antiretroviral therapy）取得最终胜利，使得今天的艾滋病病毒感染者看到了希望，如果他们有幸获得这种药物，就可以继续生存下去。如今，旧金山 60%以上的艾滋病病毒感染者和纽约市一半以上的艾滋病病毒感染者年龄都在 50 岁以上，这些病毒感染者虽然大难不死，却让他们的社区结构出现了缺口，并让大量的亲人和朋友因此而死于非命。相比之下，英国约有 34% 的人获得了艾滋病病毒治疗，仅在 2015 年，就有 1000 多个 50 岁以上的人被诊断出感染了该病毒。但是隐藏在这些生存故事背后的刺痛是：艾滋病似乎加速了患者的衰老进程。今天，艾滋病病毒携带者即使能让病毒受到药物治疗的严格控制，也会比未受感染的同龄人提前 15~20 年患上典型的衰老病症。

加利福尼亚大学旧金山分校的艾滋病研究员彼得·亨特（Peter Hunt）在 20 世纪 90 年代中期在耶鲁大学学习医学时，就对艾滋病产生了兴趣。不过当时，加州首次报道的病毒已经在全球肆虐；它正在撒哈拉以南的非洲地区和东南亚的许多地方屠杀一个又一个社区，因艾滋病而死亡的美国人数量已经超过了朝鲜战争和越南战争中死亡者的总和。这种疾病涉及社会、心理及政治等多个层面，并且有着独特的、令人好奇的生命机理，因此对一个有抱负的年轻医学院学生来说，它是一个令人兴奋的挑战。亨特果然上钩了。此外，当他在医学院就读的时候，第一代真正强大的抗逆转录病毒药物（ARV）已经用于临床治疗，给艾滋病病毒感染者提供了获救机会，而在此之前，这些人根本没有任何一丝生存希望。

亨特取得医生资格后搬到了加利福尼亚，专注于治疗艾滋病患者，他发现自己越来越喜欢进行这方面的研究。他想知道：为什么病人的免疫系统不能正常恢复，即使病毒被他们服用的混合药物成功控制了也是这样。如今，他大部分时间都待在实验室里进行研究，但同时他也继续看病。亨特认为，药物治疗已经变得如此复杂，以至于"对许多人来说，艾滋病病毒感染变成了一种慢性疾病，就像高血压一样"。然而，近年来，他和同事们注意到了一个新现象：正在成功接受抗逆转录病毒药物治疗的病人显示出过早衰老的迹象。他们带着一身疾病来到他的诊所，症状从心血管疾病、糖尿病、骨质疏松症到肺部和肝肾疾病及智力下降等，无所不包，患病的年龄比人们在正常情况下要小得多。

其他人也注意到了这一趋势。一段时间以来，人们认为艾滋病病毒感染者之所以过早面临罹患这些衰老疾病的风险，是由于强效抗逆转录病毒药物本身所具有的毒性所致。于是人们为开发更安全、更精准的靶向药物而付出了巨大的努力。然后在 2002 年，一个国际科学家联盟建立了 SMART（Strategies for Management of

Antiretroviral Therapy，抗逆转录病毒疗法的管理策略）试验，旨在观察随着免疫系统的恢复，定期中断治疗是否会减少副作用。医生主要关心心血管问题和代谢并发症，包括身体脂肪的异常分布，以及接受抗逆转录病毒药物治疗的病人患糖尿病的风险增加的情况。亨特说："这种治疗策略只有在绝对必要的情况下才会使用药物。药物都具有一些毒性，因此，也许我们可以采取这种少用药物的策略来让药物的毒性降到最低，不过我们同时得保证用药量仍能给予免疫系统足够的刺激。"

治疗方案基于患者体内的免疫系统状态而定，通过每立方毫米血液中 CD4 T 细胞的数量来进行衡量，也就是你身上所谓的"CD4 计数"。460~1600 之间的任何数值都被认为属于正常范围。在做 SMART 试验时，美国护理艾滋病病毒感染者的医生们的习惯做法是建议 CD4 计数低于 250 的患者开始进行治疗。

该试验从 33 个国家的 318 个地点招募了 5472 名艾滋病病毒呈阳性的患者。其中一些人已经在接受抗逆转录病毒药物治疗，而另外一些人则没有进行过这种治疗，但他们要获得资格参加这项试验，其 CD4 计数必须在开始时超过 350。然后，参与者被随机决定采取以下两种治疗方案中的一种：一组患者要么开始，要么继续抗逆转录病毒疗法。但按照惯例，一旦他们开始了抗逆转录病毒疗法，就不得中途中断。另一组患者如果已经接受抗逆转录病毒药物治疗，就要么中断，要么推迟治疗，直到他们的 CD4 计数下降到250 以下。CD4 计数降到这一水平之后，他们将恢复治疗或第一次开始治疗，并一直持续到他们的 CD4 计数恢复到 350 以上。这时他们将进行一次"治疗休假"，直到 CD4 计数再次下降到 250，这是提醒他们重新用药的警示数值。所以他们一直如此，要么接受不间断的治疗，要么在 CD4 细胞恢复时暂停用药，直到免疫系统功能下降时再恢复用药。在试验过程中，采取间歇疗法的那组患者使用的抗逆转录病毒药物加起来约为连续治疗组用药量的 1/3。

到目前为止，所有证据都表明，250 的计数是一个安全阈值，在这个水平上，感染者的免疫系统仍然足够强大，能够抑制艾滋病的发作。此外，研究结果表明，CD4 计数高于 250 的艾滋病病毒感染者中所出现的疾病和死亡，通常是由药物本身或与病毒感染无关的其他因素造成的。因此，在世界各地进行这项试验的科学家们非常有信心，那些定期停止服用有毒药物的患者不仅会享受到更好的生活质量，还会比那些定期接受治疗的患者更少体验由药物引发的疾病。

亨特说："但是后来，试验证明的情况正好与人们想象的相反：中断治疗的患者患心脏病、癌症、肝病和肾病的风险似乎都增加了。所以突然之间，整个医学领域都清醒过来了，说：'天哪，你知道，病毒对你来说比药物更糟糕。'"亨特站在加州临床治疗的第一线，所以他对此并不感到惊讶。"我怀疑这一切都是药物造成的，因为随着我们对毒性的了解，新的药物不断被开发出来，而我们总是给自己的病人使用毒性较小的药物。我自己就是这么做的，但这似乎还不够……似乎还有别的原因。"亨特解释说，"自从采取 SMART 试验以来，针对每种衰老疾病而进行的研究都出现了井喷现象，因为大家都想观察这些疾病在艾滋病病毒感染者中是否发病率增加，而答案是肯定的，许多衰老疾病在艾滋病病毒感染者身上出现的概率的确增加了。虽然不是所有的衰老病症，但很多衰老疾病都表现出了这种趋势。研究人员也试图理解并解释隐藏在这一现象背后的生物机制。"

人们认为这又是炎症闯的祸，而艾滋病病毒感染者体内的这一过程似乎是由两个关键因素驱动的。"首先是艾滋病病毒本身，它继续从受感染的细胞中渗出，"亨特说，"我们所有的药物都会阻止病毒新一轮的复制，但它们不能阻止病毒从受感染细胞中释放出来，所以这种情况还会继续。"即使在血液中检测不到病毒含量，艾滋病病毒仍然能够在患者的淋巴组织中释放病毒颗粒，而淋巴组织是它长期滞留的基地，基本超出了抗逆转录病毒药物的有效覆盖范围。

其次是肠道渗漏的问题。正如我们已经看到的那样，肠道渗漏也被认为是在"正常"衰老的过程中引起炎症的一个原因，因为微生物碎片能够从它们在肠道中的藏身之处逃逸进血液里面。但是对于艾滋病病毒携带者来说，这个问题则更为突出，而且与衰老的联系也很明显，因为肠道内壁的破裂是感染病毒后最早出现的症状之一，并且无论什么年龄阶段的患者都会出现这种情况。亨特说："我们对艾滋病病毒在人体内发生初期感染以及长期潜伏的机制有了很多了解。其中一个关键特征在于：不管你是如何感染上艾滋病的，无论是通过性接触还是静脉注射，病毒都会进入肠道。一切都是这样开始的。"艾滋病病毒已经进化出一种机制，可以躲藏在特别适合它生存的肠道细胞中，并且就是在那里，病毒开始爆发，继而侵袭全身各处。"这是艾滋病发病机制的核心原理，"亨特解释说，"它让患者体内变得伤痕累累，而这些损伤可能无法通过治疗完全修复。"除了研究炎症造成艾滋病病毒携带者过早衰老的原因和作用之外，亨特还在调查艾滋病病毒对免疫系统本身所造成的损害是如何在其中产生影响的。他的主要关注点是 CD8，即杀伤性 T 细胞。在正常情况下，当这些细胞被召唤去对抗病毒时，它们会掀起一股分裂以及分化的狂潮，从而生产出大批专业杀手。随着我们自然衰老，CD8 的原始细胞（它们还未经培训）持续减少，在数量上少于已经训练完毕的专业杀手细胞，但后者不太擅长于应对新的挑战。然而，在艾滋病病毒携带者中，杀伤性 T 细胞似乎在从原始细胞向专业杀手细胞分化的中途被卡住了，因此无法增殖。

亨特和他的同事们最想知道的问题是：这些未能充分发育的细胞具有什么功能？这一谜底至今仍未揭开，虽然艾滋病病毒携带者体内存在大量陷入停滞状态的细胞，并且这似乎给他们罹患老年疾病埋下了隐患，同时也是预示着他们面临死亡的风险。"我们认为这反映了艾滋病病毒感染和衰老之间的一个重要区别，"亨特评论说，"这两种情况可能都反映了人体免疫功能存在缺陷，但其中的成因却大不相同。"

因此，如果病毒本身是最有可能造成艾滋病病毒携带者过早衰老的驱动因素，而不是很多人长期以来所怀疑的强效药物，那么感染者开始治疗的最佳时间应当是在什么时候？这是 SMART 试验所揭示的一个明显问题。当时，世界卫生组织的建议是，一旦一个人的 CD4 计数下降到 200 以下，就应该尽快开始展开治疗，此时免疫系统真正开始努力抵抗艾滋病带来的感染和疾病，尽管这些感染和疾病仍然可以在更高的 CD4 计数下突破免疫防御。事实上，甚至连这样的治疗措施在以前也难以实现：21 世纪初期，我曾报告非洲和亚洲一些受艾滋病影响最严重的国家在提供抗逆转录病毒药物方面所做的努力，当时 CD4 计数低于 10 的患者，在获得药物之前往往濒临死亡。治疗的效果通常极为神奇，即使患者已经卧床不起且生无可恋，也能通过治疗恢复正常生活。

　　然而今天，正是这些在免疫力降到最低阈值就开始进行抗逆转录病毒药物治疗的病人，似乎面临着罹患一系列老年疾病的最大风险，即使在他们体内的病毒已经得到有效控制，CD4 计数再次上升的情况下也是如此。他们遍及世界各地，因心血管疾病，肝、肾、肺方面的疾病、糖尿病及癌症而出现在诊所里，但这些症状比它们在正常情况下出现的时间要早很多年。多年以来，艾滋病病毒诊所给患者提供的建议以及一般治疗方法都已根据经验而发生了变化。许多地方的治疗阈值已经上升为 350 的 CD4 计数，但是这方面的指导方针并不一致，而且主要是建立在并不稳定的观察基础之上。因此，在 2009 年，一个研究人员国际网络确立了"抗逆转录病毒疗法的战略时机"（Strategic Timing of Antiretroviral Therapy），即简称 START 的试验，以系统地衡量两种治疗方案的相对利弊：其一，某个病人一旦被确诊为艾滋病病毒感染者，即便他的 CD4 计数达到或超过 500，也开始治疗；其二，如果新确诊的艾滋病病毒感染者的 CD4 计数差不多同样高，那么等到病人的

CD4 计数降至 350 之时，再对他采取治疗措施。对于被感染的患者个体来说，这两种治疗方案所带来的影响非常大，抗逆转录病毒药物要一辈子服用，除了带来那些威胁生命的副作用，如身体脂肪分布异常之外，这种药物还会产生很多不受欢迎、严重程度不一的其他副作用。

一共有 4685 名年龄在 29~44 岁的艾滋病病毒感染者，他们尚未开始采取治疗措施，而是参加了 START 试验，而这场试验涉及 35 个国家的 215 个诊所。所有患者在确定参加试验时 CD4 计数均在 500 以上，他们在两种治疗策略之间被大致平均分配。6 年后，将近一半的延迟治疗组患者和几乎所有的立即治疗组患者还在接受抗逆转录病毒药物治疗。在开始治疗时，延迟治疗组患者的病毒载量（每毫升血液中病毒颗粒的数量）平均比立即治疗组高 3 倍以上。这也许并不奇怪，因为到那时他们身体的免疫防御能力已经比立即治疗组患者的免疫防御能力要弱得多。然而，不管在开始时血液中的病毒水平如何，他们在经过一年的药物治疗以后，病毒都被完全控制住了，这意味着几乎在每个患者的血液中都检测不到病毒。

这项研究对参与者进行了平均为期 3 年的跟踪调查。研究人员很快发现，除病毒抑制之外的其他结果表明，立即治疗方案具有很大的优势。到了 2015 年年初，那些延迟治疗的患者患严重疾病的可能性是立即治疗患者的 2 倍多，这些症状要么是与艾滋病相关（最常见的是结核病、卡波西肉瘤或非霍奇金淋巴瘤），要么与艾滋病无关（通常是某种癌症、心脏病发作或某种其他的致命疾病）。

仅从与艾滋病相关的疾病来统计，那些立即开始治疗的患者比延迟治疗的患者生病的概率要低 70%。试验结果如此明确无误，以至于人们决定提前 18 个月停止该项研究，让那些尚未接受治疗的患者不再拖延治疗时间。

亨特说，这项研究带来的教训以及他自己在医疗前线所获得的经验是，"你开始治疗时的疾病状态对艾滋病病毒有很大影响"。"这儿似乎没有回头路可走。如果你晚些时候开始 ARV 治疗，你的 CD4 计数可能会恢复到正常水平，但是你患上很多不同疾病的风险仍会更高。即使处于感染的早期阶段，延迟（治疗）一小会儿似乎都会带来影响。"

根据 START 的试验结果，世界卫生组织修订了其指导方针，建议将开始治疗的门槛提高到 500 的 CD4 计数。但是任何新治疗方法所带来的好处都必须经得住时间的考验。截至 2016 年年底，全世界艾滋病病毒感染者中只有略多于一半的患者在接受抗逆转录病毒药物治疗，据信还有大量其他人感染了艾滋病病毒，但不知道自己的患病情况，此外大多数接受治疗的患者在感染后期才开始采用抗逆转录病毒药物，而此时他们的免疫系统已经遭受严重破坏。

并非每个人都相信艾滋病病毒感染者会出现过早衰老的情况。一些艾滋病病毒感染者和艾滋病病人社区的科学家和活跃人士认为这被夸大了，甚至是被误解了。他们争辩说，如果要将病毒的影响与生活方式对患者健康的影响区分开来，几乎是不可能做到的。但是，亨特说："最近有许多做得很好的研究非常仔细地试图把艾滋病病毒携带者和非艾滋病病毒携带者的其他行为因素——比如吸烟、性伴侣数量、是否吸毒、是否喝酒，等等——联系起来。在一些研究中，如果这些因素得到了精确的匹配，那么你在艾滋病病毒感染者身上看到的炎症的数量，并不像你在匹配度不高的研究中所看到的那么多。但是即使在那些研究中，如果你观察他们患病的结果，比如，是否罹患心脏病和癌症，仍会发现其中的风险似乎在增加。如果你使用多种生物标志物，从更广泛的角度来看待衰老特征，会发现艾滋病病毒感染者和真正匹配的对照组之间似乎仍存在很大的差异，并且是明显很大的差异。"

亨特指出，和其他许多健康问题一样，在艾滋病病毒感染者与非艾滋病病毒感染者之间，我们看到的是一个两极分化的世界。"最近有很多人说，艾滋病病毒携带者的预期寿命确实越来越接近正常水平，这在疾病早期就开始治疗的人群中的确如此。但是，对于世界上绝大多数在疾病晚期才开始治疗的患者来说，情况并非如此，他们如今正带着艾滋病病毒步入老年。对他们来说，预期寿命往往比常人更短，可能会缩短 20 年左右。"此外我们也不应该忘记，艾滋病病毒感染者的"健康寿命"，即生活质量，将因他们不得不与这种致命病毒纠缠在一起的痛苦经历而大打折扣，并且，不管他们活了多长时间，情况都是如此。

第 13 章

表观遗传学和实足年龄——时间的两面

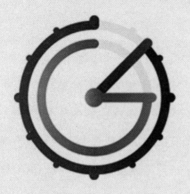

　　我们所说的"过早衰老"到底是什么意思？除了在某些极端情况下之外，这其实是一个很难理解的概念，因为一旦人们发育成熟，越来越难以仅仅通过观察他们的外貌就准确地判断他们的年龄，因为每个人独特的生活经历都会在其容貌上刻下烙印。所以现在的问题变成了：一旦身体发育完毕，我们的生物学特征是否会继续有条不紊地与实足年龄保持同步？如果答案肯定的话，那这种同步是在单个细胞、组织还是我们整个身体的层面上实现？我们在多大程度上可对其做出预测？

　　为了介绍这方面的一些有趣知识，让我们先来了解一下表观遗传学（epigenetics），它是衰老研究的最新前沿之一。表观遗传学的意思是"超越基因"，它指的是附着在我们基因上的化学开关，这些开关协调我们基因的活动，在适当的时候将其打开或关闭，并改变它们的特性。和所有生物一样，我们人类有一个基本的表观基因组———一个控制基因功能的"指导手册"，这样就可以从相同的 DNA 团块中形成大量不同的细胞类型，而这些 DNA 团块在我们生命之初精子和卵子初次相遇时就已经获得，并且呈现于每个细胞当中。

但这还不是全部。表观基因组也是我们基因和环境之间"缺失的一环"，因为在一生之中，我们可以根据各种线索通过添加或移除化学开关来对这份基础指导手册进行编辑。这种机制使包括我们人类在内的有机体能够迅速地——也许只是短暂地——适应周围的环境条件，而不需要对我们基本的基因结构做出任何改变，换句话说，我们不需要等待自然选择这种慢得无法形容的过程来让自己更彻底地适应周围的世界。

让我们先来看看自然界中这些引人注目的例子。有一种蝗虫，如果在它孵化的时候周围食物充足、竞争很少，那它们就不会长出能让它起飞的翅膀。但是，如果它在蛋壳中接收到的信号表明自己的种群密度高、竞争激烈，那它以后就会长出翅膀，从而可以飞到很远的地方去觅食。蝗虫的这两种身体结构源于相同的基因，但它们在外形上看起来差异如此巨大，以至于长期以来生物学家认为有翅膀和无翅膀的蝗虫分属不同的物种。同样的机制也在蜜蜂中起作用。蜜蜂还是幼虫的时候，会根据种群的动态变化以及对自己今后在蜂群中要扮演角色的预测情况，来决定自己将来发育成蜂王还是工蜂。此外还有一种草原田鼠，它在冬天出生时的皮毛比在夏天出生时的皮毛更厚，这表明基因的作用方式中存在一些对环境敏感的微妙差异，而这是由表观基因组来协调完成的工作。

下面是表观基因组的基本工作原理。从结构上说，DNA 是一种超细的连续遗传物质带，排列成著名的螺旋状，即"双螺旋"结构，由詹姆斯·沃森（James Watson）和弗朗西斯·克里克（Francis Crick）于 1953 年根据罗莎琳德·富兰克林（Rosalind Franklin）提供的图像而发现。我们体内有数万亿个细胞，其中每个（除了独一无二的红细胞）都含有长约 1.8 米的这种物质。为了说明这一条数据带有多么精细，一些极客已经计算出，如果将一个人的 DNA 首尾相连，它的长度足以从地球往返月球 3000 多次。

为了进行包装，就像在线轴上绕缝纫线一样，DNA 带被包裹在一系列被称为"组蛋白"（histones）的核心蛋白质上面。这些组蛋白束被称为"染色质核小体"（nucleosome），它们像项链上的珠子一样串在一起，折叠成一种被称为"染色质"（chromatin）的结构，而这种染色质为了适应细胞核，会被紧密地压缩起来。表观遗传标签，或简称为"开关"，要么直接附着在核小体珠粒之间的 DNA 连接带上，要么附着在组蛋白（"线轴"）上，它们的作用是解开压缩的 DNA，这样基因就可以被读取和激活，或者它们也可能继续收紧 DNA 压缩，这样基因就由于不能被复制机器读取而保持静默。

表观遗传机制中研究得最广泛的是 DNA 甲基化（methylation），它将一些被称为甲基的化学标签附着在 DNA 上，从而抑制特定基因的活性。甲基标签也可以被特化酶去除。在生物体从种子到成熟的发育过程中，DNA 甲基化是一个繁忙的动态过程，通过不断添加和去除标签来协调基因，从而使细胞能够正常生长和分化。当我们成年时，我们的甲基组（methylome），也就是我们细胞中既定的 DNA 甲基化模式，已经变得极为稳定。

　　然而，研究人员正发现有越来越多微妙的方式，会让我们的表观基因组作为一个整体而受到环境因素的影响，比如，我们的饮食习惯、锻炼情况，以及周围的污染、吸烟、酒精及药物使用等，都会对表观基因组产生影响。人们早就知道，衰老也会影响表观基因组，包括使甲基标签逐渐丢失以及导致形成新标签的能力退化，而其中一些标签可能与疾病明显相关。例如，一个新标签出现在DNA上靠近重要肿瘤抑制基因的位置，如果使其不能发挥作用，那我们患癌的风险就会增加。

　　但是，尽管表观基因组对我们身体内部和外部的无数不同线索具有明显的可塑性和敏感性，但仍有强大而有趣的证据表明，某些不可阻挡的过程正在幕后推进，而这些过程将在我们表观基因组的构成中得以体现。2013 年，加州大学洛杉矶分校遗传系的数学家史蒂夫·霍瓦特（Steve Horvath）提出了一个"表观遗传时钟"（epigenetic clock）模型，该模型能够比迄今为止发现的其他任何生物标志物更紧密地将我们全身大量细胞和组织的生物学年龄与我们的实足年龄联系起来。

　　但对其进行数据处理和数学建模是一项漫长而极其艰苦的工作，其中包括分析 8000 个已知实足年龄的人类样本中的甲基化模式，而这些样本取自 82 个公开的 DNA 数据集。我们的 DNA中有数百万个潜在的甲基化位点，但是霍瓦特最终确定了 353 个位点。多年以来，这些位点在反映人的实足年龄方面，展现出足够一致的变化模式，并在人体 51 个不同的健康组织及细胞类型中都有体现。他还观察了 20 种不同癌症的甲基化模式，也就是表观遗传时钟发出的滴答声，以了解疾病可能如何影响我们细胞和组织的衰老速度。

霍瓦特的时钟模型效果惊人：总的来说，他的生物钟能够准确估计一个人的实足年龄，平均误差在 3.6 岁以内。但是在某些特定的细胞类型之中，这种相关性表现得更为密切。例如，根据唾液预测年龄的误差在 2.7 年内，根据一些白细胞预测年龄的误差在 1.9 岁以内，而根据脑细胞预测年龄的误差在 1.5 岁以内。正如人们预料的那样，胚胎干细胞的表观遗传时钟记录趋近于零。相比之下，时钟显示了癌症组织样本中生物学年龄和实足年龄之间的巨大差异，癌症组织样本的平均年龄比被取样患者的实足年龄大了 36 岁。然而，在霍瓦特测试的 20 种不同肿瘤类型当中，它们的差异也很大——生物年龄和实足年龄之间的差异（或最密切的相关性）最不明显的是与肿瘤抑制基因 p53 等关键基因突变相关的癌症。这一有趣的发现为霍瓦特提供了证据，可以用来解释表观遗传时钟的驱动因素是什么。

他在 2013 年发表于《基因组生物学》（*Genome Biology*）杂志的论文当中，描述了在从胚胎到成人的动态成长过程中，时钟是如何快速跳动的，等到发育成熟之后，时钟又变慢并达到稳定状态。他认为这反映了在身体最需要那些负责发育的基因忠实执行协调任务，同时整个细胞系统处于最大压力之下的时候，我们维持表观基因组以确保其稳定性所消耗的能量。一旦我们发育成熟，对基因表达的压力就会减轻，我们的身体也会减少在维护表观遗传学方面的投资成本。（这听起来是否有点儿类似于汤姆·柯克伍德的一次性躯体理论？）

那么癌症样本中时钟的可变速度是如何支持这一理论的呢？霍瓦特认为，身体对癌症（可能还有细胞机制的其他异常扰动）的一种反应是加强对表观基因组的维护工作，大概是试图通过强大的表观遗传控制使异常基因恢复正常。当触发这种反应的肿瘤抑制基因本身被破坏时，身体几乎不能刺激表观遗传系统开展额外的维护工作，于是表观遗传时钟继续滴答作响，仿佛它处于身体的正常细胞当中一样。

* * *

霍瓦特新颖的表观遗传学时钟显然是医生和医学研究人员手中一个效果甚佳的新工具，他们可以用它来筛选出现加速老化迹象的组织和器官，这是身体可能罹患癌症或其他一些值得研究的疾病的证据，包括因酗酒而造成的肝损伤等。事实上，珍妮特·洛德和她在伯明翰的同事们正在用霍瓦特的时钟调查遭受身心创伤的受害者的情况，因为他们经常因自己的经历而变得虚弱，甚至更容易早逝。调查人员想知道，从创伤中恢复的努力是否加快了他们的表观遗传时钟节奏？这些人衰老的速度比他们在正常情况下更快吗？"我目前还不知道答案，"洛德说，"我们基本上仍在分析数据。但如果我们猜得不错，你可能会问为什么我们想知道这方面的答案，那你就可以为此而做些什么了。随着所有这些抗衰老药物的出现，我们可以在创伤受害者身上试用其中的一些，看看这样能不能延长他们的寿命。"她的这一观点是正确的。霍瓦特和其他一些人最近的研究表明，表观遗传时钟的节奏加快，确实增加了过早死亡的风险。

表观遗传时钟也提出了一些更基本的问题。例如，它是衰老过程被其他因素所驱动的一种被动反映，还是说明表观基因组本身就是驱动衰老的因素之一？换句话说，我们能通过人工操纵基因上的自然开关来逆转衰老吗？英国剑桥大学巴布拉汉研究所（Babraham Institute）表观遗传学项目的负责人沃尔夫·赖克（Wolf Reik）说："从科学角度来看，我认为这非常有趣。""这是发生在下游的事情吗？这是上游的事情？我认为寻找这个问题的答案非常重要。"

为了回答这些问题，我们需要能够调整表观遗传机制，看看这是否会对衰老速度产生某种影响。赖克说："出于道德和实际方面的考虑，不可能在人类身上做这样的实验。"因此，他和他在剑桥大学的同事们，在寻找一种适合研究的模型生物的过程当中，为老鼠开发了一种表观遗传时钟。这种时钟和霍瓦特的时钟一样，是基于 DNA 甲基化模式随着时间推移所发生的变化而设计出来的，但是它使用了老鼠基因组上 329 个不同于人类生物钟的参考位点。

剑桥大学的研究小组证实了这种时钟的有效性。他们通过改变老鼠的生活方式来缩短它们的寿命，比如，给它们喂高脂肪的食物，通过摘除卵巢来干扰雌性激素分泌等。他们发现在罹患遗传性侏儒症的老鼠身上，它们的表观遗传时钟走得更慢，而侏儒症是一种已知的可以延长这些动物寿命的疾病。现在，赖克和他的合作伙伴正忙于研究表观基因组对这种生活方式相关线索的确切反应，以及他们是否能找到模拟这种效应的小分子，或者开发直接编辑表观基因组的工具。赖克和他的同事奥利弗·斯蒂格尔（Oliver Stegle）在一篇关于该研究小组工作的文章中写道："这应该能揭示衰老是直接受到 DNA 甲基化模式的影响，还是我们基因组中已经写好的一个故事版本，只是在我们身体中直接播放而已。"

　　不管答案是什么，赖克相信倒拨衰老时钟的可能性真实存在。"哦，当然如此。"他说。科学家已经能够从现有的成人细胞中产生"诱导多能干细胞"（iPSCs，induced pluripotent stem cells），也就是说，干细胞有可能成为几乎任何种类的特化细胞。他说："这是一个很好的起点。"这些实验表明，"逆转衰老的前景绝对存在"。

第 14 章

干细胞——回到起点

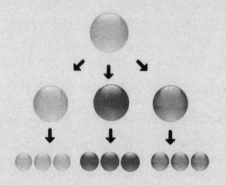

诱导多能干细胞是日本生物学家山中伸弥（Shinya Yamanaka）的发明，他在生命原材料方面所做出的革命性贡献让他获得了2012 年的诺贝尔奖。山中伸弥于 1962 年出生于大阪，他的父亲是一名工程师，在那里经营着自己的小公司，设计和制造机械零部件。山中伸弥记得自己从小就对周围事物的工作原理充满好奇，曾把家里的钟表和收音机拆开来看，但他很少能把它们重新组装起来。山中伸弥还记得，有一次他照着小学生科学月刊里的实验动手操作，不小心把家里的被子烧起来了，结果被母亲狠狠地骂了一顿。山中伸弥当时身材瘦小，用他父亲的话来说就是"瘦得皮包骨头"，于是他决心学柔道。但是几年之后，山中伸弥受了重伤，只能终止柔道训练，转而学习音乐，并且和一些同学组建了一支自己的乐队，他在里面负责弹吉他和演唱。

在学校，数学和物理是他的强项。山中伸弥后来没有走他父亲的道路进修工程学，而是选择了医学，最终他获得了整形外科医生的资格。但是他发现外科手术比他先前想象的更难掌握，这让他对自己失去了信心，因为他同时敏锐地意识到，无论医生的医术多么精湛，单靠药物就能治愈病人的情况非常罕见。他在诺贝尔奖颁奖仪式上对听众说："痛苦而难忘的临床经历最终使我的人生目标发生了改变。以前我希望自己成为一名可以帮助病人解脱痛苦的外科医生，但后来我希望自己变成一名基础科学家，通过发现这些疑难症状的发病机制并最终找到治愈方法，从而将其连根拔除。"

山中伸弥在美国待了几年，学习分子生物学，然后回到日本，开始专研干细胞，因为在他改造老鼠基因进行实验时，干细胞所展现的一些特性开始让他着迷。直到 20 世纪中叶，人们一直认为：一旦干细胞开始朝着成体细胞（如形成肝脏细胞、心脏细胞、大脑细胞或血液细胞等任何一种细胞）的方向发展，它就没有回头路可走，也就是说，细胞分化只能沿着一条路径前进。身体组织的修复和维护利用的是那些尚未发育的干细胞储备资源，并且几乎每种身体组织都在工具箱中储备着供自己使用的干细胞资源。唯一一种几乎能够变成任何组织（具备多能性）的干细胞就是胚胎干细胞。科学家对它们了解得越多，就越是发现这些细胞在创造新方法治疗疾病方面具有明显的可能性，从而越是感到兴奋。但是从一开始，从人类胚胎中获取细胞的想法就遭到了公众和政界的强烈反对。这很快就让科学家们的创造精神深受打击。

到了 1999 年 12 月，山中伸弥第一次有了自己的实验室，他为自己以及自己带领的团队设定了一个目标：利用成体细胞而不是胚胎细胞来培育具有无限潜能的干细胞。换句话说，他们想学习如何逆转发育过程，回到身体当初的原点。"然而，"他在获得诺贝尔奖之后告诉听众，"我知道从体细胞中制造多能细胞极其困难，所以当我和自己的 NAIST（日本池沼市奈良科学技术研究所）小组开始这项研究时，我根本不知道自己是否可以在有生之年实现这个目标。"

英国牛津大学的生物学家约翰·古尔登（John Gurdon）在1962 年推翻了人们长期以来认为细胞分化只能朝一个方向发展的观点，极为巧合的是，这正是山中伸弥出生的那一年。多年以后，他与这位日本科学家一起分享了 2012 年的诺贝尔奖。古尔登用青蛙来做实验，他从卵细胞中取出细胞核（那里保存着 DNA），用从成熟的肠道细胞中提取的细胞核将其替代，并让卵子继续发育成蝌蚪，就像它在正常情况下的经历那样。这就是克隆，与 1996 年在苏格兰创造多莉羊时使用的基本技术相同，它表明我们可以把成熟细胞的 DNA 从原来的专家指令中剥离出来并对其重新编程。

在 2001 年，京都大学的多田孝志（Takashi Tada）在报告中透露，他通过将老鼠的胸腺细胞与胚胎干细胞融合，从而成功地对胸腺细胞进行了重新编程，这就相当于给我们提供了进一步的证据，表明细胞的发育方向可以逆转。但山中伸弥退后一步对此进行观察，他认为这种干细胞肯定包含一些能够维持其多能性的因素，因为每颗受精卵都是在表观遗传时钟被重置为零的情况下开始孕育新生命的，也就是说，从父母的基因中继承的表观遗传"记忆"几乎是一片空白[1]。也许仅仅依靠这些因素就可以对细胞进行实验了，

1　我之所以说"表观遗传记忆几乎是一片空白"，是因为人们发现环境影响虽然短暂，但会代代相传，而这是表观遗传 / 遗传学中一个令人入迷的新领域。

而不需要完成像转移整个细胞核这样极其复杂且效果也不确定的工作。于是多田孝志给自己的实验小组下达的任务是找出它们可能是些什么因素，即到底是哪些基因负责产生这些因素的。其他实验室也在做同样的工作，到 2004 年，在它们的共同努力下，已经找出了 24 个似乎与多能性有关的基因。

第二年，也就是 2005 年，山中伸弥的团队用特制的病毒作为载体将基因导入老鼠成体细胞的 DNA 之中，结果他们仅用了 4 种基因就成功地产生了类似胚胎的干细胞。他们认为，这 4 个基因必须在细胞中高度活跃，才能诱导出多能性，而这大概是通过去除决定成体细胞命运的表观遗传开关来发挥作用的。但这个实验比山中伸弥设想的要简单得多，所以他不愿意接受这种结果。

2006 年 6 月，当山中伸弥在加拿大多伦多举行的一次国际干细胞会议上介绍自己团队的发现成果时，其他科学家同样对他的结论持怀疑态度。山中伸弥注意到当时不久前爆出的一个丑闻：一名韩国科学家声称通过克隆技术创造出了人类胚胎干细胞，结果被证明纯属欺世盗名之举。于是山中伸弥让手下的研究人员一遍又一遍地重复自己的实验。在对自己的实验结果充满信心之后，山中伸弥和他的团队于 2006 年 11 月在《细胞》杂志上发表了这些新发现，并将其命名为"诱导多能干细胞"。

山中伸弥急于在人类细胞中尝试他们在老鼠身上进行实验而学到的知识，于是他于 2004 年搬到京都大学的前沿医学研究所（Institute for Frontier Medical Sciences），这是日本唯一一个获准从事此类工作的地方。在把论文发表于《细胞》杂志的第二年，山中伸弥的实验室使用与他们先前研究老鼠相同的技术，成功地从一名 36 岁女性的面部皮肤细胞和一名 69 岁男性的结缔组织细胞中培育出人类的诱导多能干细胞。此外，他的团队设法将这些人工制造的干细胞重新编程为神经元和心肌细胞（甚至开始搏动），逆转时钟并没有影响干细胞变成其他体细胞的能力，这是一个好迹象。然而山中伸弥的团队没有时间满足于现状：因为他们听说另外两个小组也在紧锣密鼓地进行类似研究。于是山中伸弥的实验室像着了魔一样拼命工作，希望抢在别人前面获得研究成果。后来，他和同事们在 2007 年 11 月的《细胞》杂志上发表了自己的新发现，而这仅仅比对手早了几周的时间。

如今，这 4 种基因被统称为山中因子（Yamanaka factors）并广为人知，它们负责重新编程，通常可以与越来越精细的生物技术联合起来，生产供研究使用的诱导多能干细胞，不过还没有用于为真正的患者生产替代组织、器官和备用身体零件，尽管这一目标在 2007 年看似近在咫尺，其应用前景简直让人心潮澎湃。因为在这种情况下出现后面的现象也不足为奇，即当时有一些问题尚未解决，并且至今没有找到答案。例如，4 个因子中有一个被称为"Myc"基因，有引发癌症的倾向。另一个难题在于：诱导多能干细胞似乎确实保留了一些自己前生作为成体细胞的模糊记忆，但人们认为这是由于一些表观遗传标签极难抹去所导致的结果。然而，没过多久，科学家们就开始不满足于只用培养物做实验，他们开始眺望更广阔的世界。如果他们尝试使用山中因子来逆转整个生物体的发育时钟，那么会发生什么情况呢？

* * *

为此，许多实验室用老鼠做了实验。但是西班牙和日本的一些小组在 2013 年和 2014 年发表了他们的实验情况，其中反映出一些可怕的后果。这些老鼠都活不了多久，它们要么是在细胞失去控制并发展出多种肿瘤之后死于癌症，要么是由于去分化细胞（dedifferentiated cells）失去功能而导致器官衰竭。接下来在 2016 年，位于加州拉霍亚的索尔克研究所（Salk Institute）的科学家报道了他们用老鼠做实验所取得的惊人结果，并轰动了整个世界。

该小组由胡安·卡洛斯·伊兹皮苏亚·贝尔蒙特（Juan Carlos Izpisua Belmonte）领导，他是一位面带微笑、说话温和的西班牙人，现年 50 多岁，在探索大自然运行规律的征途上，以具有"大无畏精神"敢于冒险并推动科学前沿领域——通常还有医学伦理领域——的发展而闻名于世。他尤其擅长于对各种生物的身体如何生长、发育和自我修复进行研究。例如，他曾卷入三亲胚胎（three-parent embryos）以及试图在猪身上培育人体器官等争议性事件。伊兹皮苏亚·贝尔蒙特自 1993 年以来一直是索尔克大学的教授，并于 2004 年在西班牙巴塞罗那帮助建立了再生医学中心（Center of Regenerative Medicine）。世人皆知，他具有惊人的智慧和强烈的职业道德。他告诉 STAT 新闻的采访者，自己的日程表上"一天 25 小时全是科学"。

伊兹皮苏亚·贝尔蒙特出生在西班牙农村一个贫穷的农民家庭，父母的教育程度很低。他自己不得不在 8 岁时就辍学下地干活，但他设法在 16 岁时重返校园，并一直读到大学，最终获得了博士学位。当他加入德国海德堡的一个实验室后，他对胚胎发育的奥秘有了了解，从那时起，干细胞几乎能产生无限多生命形式的奥秘就令他深深着迷。

他的实验室很快开始对诱导多能干细胞展开研究，并利用山中因子重新编程了许多不同的细胞类型，但伊兹皮苏亚·贝尔蒙特更具体地将这一过程称为"整体表观遗传重塑"（global epigenetic remodelling）。他的实验对象包括来自百岁老人和哈钦森－吉尔福德早衰综合征（HGPS）患者的诱导细胞。HGPS 是一种疾病，会感染儿童，导致患者身上快速出现一些（但不是全部）衰老特征。在这两种情况下，研究人员通过对细胞重新编程，都成功地重置了端粒长度，而端粒其实是一种基因表达，并反映出细胞的氧化应激水平。

伊兹皮苏亚·贝尔蒙特的实验小组从皮氏培养皿转向生物活体，他们对老鼠的基因进行改造，让它们能够模仿人体的诱导多能干细胞，并让这些老鼠患上一些正常衰老所患的疾病，只是加快病情的发展速度，从而帮助研究人员快速知道他们是否有可能通过重新编程使它们恢复活力。考虑到之前老鼠在实验中所遭遇的可怕命运，同时遵循重新编程应当循序渐进的思路，研究小组决定通过在老鼠的饮用水中添加一种特殊的药物，从而间歇性地短暂激活老鼠体内的山中因子。他们认为，通过这种方式，他们可以控制逆转老鼠细胞的时间长度，从而避免因完全抹去细胞对自己应该发育成什么样子的表观遗传记忆而"溶解"老鼠的器官，或者导致癌细胞不受控制地疯狂生长。

事实证明这是一种正确的思路：他们采取的部分重新编程策略成功减缓了部分组织和器官的老化过程。接受治疗的早衰老鼠，包括皮肤、肾脏、胃部和肌肉，都出现了缓解迹象。此外，这些老鼠的平均寿命比未经治疗的对照组增加了 30%。研究小组成员帕拉德普·雷迪（Pradeep Reddy）在他们发表研究结果时说道："接受这些因子治疗的老鼠的组织看起来更好，也更健康，而且体内没有积累衰老标志。总之，我们采取的所有这些措施有助于让它们延长寿命。"

科学家们还想知道：他们是否可以用这种策略来帮助那些虽然身体正常但已年迈的老鼠，让它们逆转衰老症状。他们对此进行了尝试，并取得了成功：不但让原本枯竭的干细胞恢复活力，而且够重新供应功能正常的健康细胞，同时也让胰腺（在糖尿病中十分重要）和肌肉受伤后自我修复的能力得以恢复。"如果你仔细想想，会发觉这真是太神奇了！"沃尔夫·赖克说，"这是一个非常有趣的方法。这清楚地说明了一个事实，即多能基因可以改变整个身体的健康状况。事实上，现在是对诱导多能干细胞开展相关研究的好时机。"这也进一步证实表观遗传机制是导致衰老的主动因素之一，而不仅仅是衰老过程的被动反应。

伊兹皮苏亚·贝尔蒙特在索尔克研究所宣布其团队实验结果时指出："当然，我们也知道老鼠不是人类，让一个人恢复活力肯定要复杂得多。但这项研究表明，衰老是一个非常动态的可塑过程，比我们以前想象的更容易接受治疗干预。"

现在，科学家们正在寻找一些化合药物，它们不但可以起到和山中因子相同的作用，而且可以随时用来间歇性地开启和关闭实验室老鼠的身体恢复过程。伊兹皮苏亚·贝尔蒙特说："我认为这将更加安全，也更加可靠，并且可以让我们研究这种过程是否可以应用于人类身上。"

* * *

诱导多能干细胞技术也为其他抗衰老治疗带来了希望。如前所述，实际上我们所有的组织都有专用的干细胞用于自身的维护和修复。但是由于多种原因，随着年龄的增长，这些干细胞的工作效率越来越低。它们通常会在不断的分裂过程中积累基因突变。它们的表观基因组堆满了额外标签，影响了指导基因表达的效率。巴克研究所的朱迪思·坎皮西说："我们知道它们效率降低的部分原因是衰老细胞产生了一些分泌物，而这些分泌物会阻止干细胞分裂和分化。在这种情况下，清除衰老细胞可能有助于身体组织恢复活力。但在其他一些情况下，你确实耗尽了自身的干细胞资源，此时即使清除衰老细胞也无济于事。"

这种用于修复的原材料所出现的损耗情况，被称为"干细胞衰竭"（stem cell exhaustion）。它是衰老的典型标志之一，一个特别突出的例子是荷兰妇女亨德里克耶·范·安德尔－席佩尔（Hendrikje van Andel-Schipper），她于 2005 年去世，享年 115 岁。她在去世之前被认为是世界上年龄最大的人。除了有点儿虚弱之外，她的身体非常健康；她仍然头脑清醒，对时事感兴趣，对一个多世纪以来发生的事情仍然保持着丰富生动的记忆。那么，她健康长寿的秘诀是什么呢？令研究人员兴奋的是，范·安德尔－席佩尔已经同意把她的遗体捐献出来，用于科学研究。荷兰阿姆斯特丹自由大学医学中心的遗传学家亨纳·霍尔斯蒂格（Henne Holstege）带领一个研究小组对她的血液进行分析，结果令他们大吃一惊：他们发现，范·安德尔－席佩尔的大部分白细胞只来源于两种特殊的干细胞（称为造血干细胞，这种干细胞能产生重要的免疫细胞）。

在出生时，我们人类大约有 1 万 ~2 万个这样的特化白细胞，并且大部分都储存在骨髓里，其中每天大约有 1300 个白细胞积极参与补充血液系统。但是对范·安德尔－席佩尔的血液 DNA 所做的细致分析表明，在她去世的时候，她的造血干细胞库几乎已经完全枯竭。霍尔斯蒂格告诉《科学家》杂志："她的所有血细胞都出现了基因变异，这只能意味着它们是由两种造血干细胞发育而成的。"霍尔斯蒂格和她的同事们发现了造血干细胞群枯竭的一条线索：与其他组织相比，范·安德尔－席佩尔血液中细胞的端粒极短。这表明它们已经接近了细胞分裂的终点，大概其他 19998 个细胞也遭遇了同样的命运。

坎皮西说，当你因干细胞衰竭而耗尽维护材料时，唯一的解决办法是制造新的干细胞，而移植在这方面给我们提供了希望。"我们做了一些皮肤活检；我们让你自己的细胞具有多能性，所以就不存在免疫问题，对吧？然后我们把它们再分化成神经干细胞，或者肌肉干细胞，然后将它们植入体内。"但她指出，这里棘手的问题在于运送。"如果我们只是想让一些干细胞在你的膝盖上制造新的软骨，那很容易做到。但是如果你所有的长肌肉（long muscle）中的干细胞都用完了，我们怎样才能把全部细胞送到它们的目的地呢？"一些干细胞群体在寻找目的地方面比其他细胞做得更好，但是无人知道其中的具体原因，也不清楚我们可以采取什么措施来激励那些似乎不愿迁移的干细胞群体。坎皮西警告说，不管他们设计了什么策略来使用干细胞进行抗衰老治疗，但这种方法都笼罩着致癌的阴影。"每次细胞分裂都带来癌变的风险。这将是一个最棘手的问题。"

* * *

然而，我们身体焕发青春的能力不仅仅取决于干细胞的数量和质量，还取决于为这些细胞提供生长因子和其他重要化学物质的血液状况。我们是怎么得出这一结论的呢？下一章的内容不太适合神经脆弱的读者阅读，因为其中会讲述如何将活老鼠的身体从侧面联结起来，这样它们就可以共享血液循环，实现血液的混合，而这就是所谓的"联体共生"（parabiosis）。

第 15 章

血液中的某些秘密？

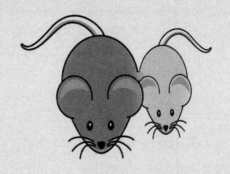

联体共生起源于希腊语，意思是"生活在一起"，由法国生理学家和政治家保罗·伯特（Paul Bert）于 1864 年首创，但他当时只是想知道通过皮肤缝合在一起的动物最终是否会共享一个循环系统。伯特在实验室中用老鼠来做实验，沿着胁腹将它们的身体联结起来，结果取得成功，从而让他在 1866 年获得了法国科学院授予的实验生理学奖。他相当于创造了一条新的实验原则，但科学界对把联体共生作为一种研究工具的想法不感兴趣，并且这种现象直到 20 世纪初才得到改变，因为当时除啮齿动物以外，动物整体移植技术已经开始应用于包括青蛙和昆虫在内的各种生物身上，从而便于同时研究各种健康或病态的生物现象。

1956 年，克莱夫·麦凯第一个想到把动物身体联结到一起，从而对衰老现象展开研究。他是我们在第 8 章遇到的畜牧业科学家，当时正在为美国畜牧业进行热量限制实验。你会记得，麦凯对衰老现象极感兴趣。他渴望了解年轻的血液是否可能是产生青春活力的源泉，于是将 69 对按不同年龄组合的老鼠缝合在一起。

但是由于他技术粗糙，导致一些老鼠出现了恐怖的死亡事件，而致死的原因要么来自连体生物之间的相互攻击，结果一只连体老鼠死亡，另一只老鼠活了下来，要么是由于它们出现了连体疾病（parabiotic disease），这种神秘的疾病被认为是一种免疫反应，发生在联结的脉管系统开始发育的时候。

然而，在对那些幸存下来的连体老鼠进行研究之后，麦凯确实发现在配对的老鼠组合当中，年龄更大的老鼠的身体组织焕发出了青春和活力。例如，它们的骨密度显著提高。当麦凯把一只实行热量限制的老鼠和一只随意进食的老鼠的身体联结起来时，他看到了一些寿命延长的证据。但是这些数据虽然有趣，却极其有限，而且大多并不真实。直到 20 世纪 70 年代，当其他一些研究人员也将年老的老鼠和年轻得多的老鼠连体配对之后，我们才获得了延长寿命的有力证据。连体配对的年龄较大的老鼠比对照组中的同伴多活了四五个月的时间。

将联体共生[1]用于衰老研究的下一个重大里程碑事件发生在 1999 年，当时还在位于加州的斯坦福大学工作的干细胞生物学家艾米·韦杰斯（Amy Wagers）正设法研究在血液中循环的骨髓干

1　今天，只要在实验中可以做到，我们已经尽一切努力来让连体实验尽量不致参与实验的动物产生疼痛和压力。这里描述的实验将根据《美国国立卫生研究院实验动物护理和使用指南》的相关规定来展开。这些老鼠通常会在手术前至少两周的时间里共用一个笼子，以确保它们相处和谐；在无菌手术条件以及施行麻醉的情况下进行手术；在伤口恢复期间通过加热垫保持温暖；它们当然会在手术过程中被给予有效的止痛药，直到它们伤口痊愈；我们会每天观察它们是否有需要我们进一步采取措施的痛苦迹象；它们的食物和水会放在容易够到的地方，以尽量减少恢复期的体力劳动和不适；在以后的解体手术中也要保证采取类似程序。

细胞的命运。当时，许多人错误地认为这些骨髓细胞几乎具有和胚胎干细胞一样强大的潜能，可以在必要的情况下形成各种各样的体细胞。韦杰斯在欧文·魏斯曼（Irving Weissman）的实验室担任博士后，魏斯曼多年来一直使用联体共生技术研究如何让海鞘恢复活力，而海鞘是生活在海底的小型无脊椎动物。韦杰斯是根据导师魏斯曼所提的建议，才采用这种方法来开展自己的研究的。韦杰斯遵从导师的意见开展实验，从而决定性地证明了维持免疫系统的骨髓干细胞不能产生其他特化细胞，当然也不能产生大脑中的神经元。不过对于后面这种观点，先前有人已经有所提及。她的实验启发了干细胞生物学领域的其他人，其中最突出的是伊琳娜·康博（Irina Conboy）和迈克·康博（Mike Conboy）夫妇，他们是今天在加州大学伯克利分校生物工程系共同工作的细胞生物学家。

2016 年 8 月一个炎热的周日早上，我到康博夫妇位于学校的办公室拜访他们。当时伊琳娜刚刚游泳回来，还在用毛巾擦自己的头发。伊琳娜向我讲述她如何离开祖国俄罗斯来美国学习，以及她如何参与衰老研究等经历。过了一会儿，迈克则身穿休闲的格子衬衫和便裤，脚踏凉鞋，加入了我们的谈话。

伊琳娜告诉我，她在很小的时候就对衰老现象很感兴趣。"我非常清楚地记得确切日期，仿佛它就发生在昨天一样。"当时她才6 岁，去看望自己的祖母。她注意到祖母手臂上的皮肤布满皱纹，与自己年轻结实的肌肤有天壤之别。"她的手臂看起来非常非常衰老，"伊琳娜说，"我意识到这种事情会在某个时候发生在自己身上，因为我长得越来越高，我在不停发育，而身体这种自然发展的最终结果是让我变得像祖母一样衰老。"

　　此外，当她意识到祖母正在一步步走向死亡之后，伊琳娜变得更加关注衰老方面的问题了。"我变得非常悲伤，我想设法让自己的祖母永远活着，当然还包括我的父母。"因此，伊琳娜极其渴望理解并征服衰老现象，当然除此之外她在年轻的时候还有其他很多愿望，比如，"想成为公主、体操运动员和金牌得主……有诸如此类的种种奇思妙想"。说到这里，她笑了。在俄罗斯读完大学之后，伊琳娜在 20 世纪 90 年代初移居美国，以期获得更好的教育机会。她在斯坦福大学获得博士学位，然后开始关注肌肉干细胞，特别是研究它们为什么会随着年龄的增长而出现功能退化。她原本打算最终回到俄罗斯去，但她到达美国后不久遇到了同样身为科学家的同事迈克并与他结婚，于是生活就发生了翻天覆地的变化。夫妻两人一起对血液展开研究，分析衰老之谜，从而在全世界声名鹊起。

　　伊琳娜在斯坦福大学读博士后的时候在汤姆·兰多（Tom Rando）实验室工作，碰巧迈克也在那里读博士后。当时他们研究的部分内容是要分别从年老和年轻的老鼠身上提取肌肉干细胞，然后放入不同年龄阶段的老鼠血清（血液中的液体成分）中进行培养。结果很有趣：研究人员发现老年老鼠的血清似乎会抑制年轻老鼠干细胞的活性，而年轻老鼠的血清则会刺激老年老鼠干细胞的活性。当科学家把老年老鼠和年轻老鼠的血清按 5∶5 的比例混合之后，再将这些干细胞浸泡在里面，结果他们发现其中老年老鼠的血清发挥了主导作用，抑制了肌肉干细胞的活性，并且，无论这些干细胞来自哪种年龄阶段的老鼠，情况都是如此。于是科学家们想知道，这种情况在生物体内到底是怎么形成的？

此外，其他一些问题也让康博夫妇很纠结。比如，他们还想知道，为什么衰老在自然界似乎是一种普遍现象，并表现为我们身体的许多组织会同时退化？对于我们随着年龄的增长，身体的再生能力越来越弱这一现象，伊琳娜已经形成了一套自己的反传统理论。她认为，不是干细胞衰老了，而是细胞的生存环境变得资源枯竭，以至于它们不能再获得完成工作所需的那种激励。那么，会不会在血液循环中存在某种因素可以协调它们彼此的活动？

事情是这样的：2002 年，伊琳娜在她所在的系组织的一次期刊俱乐部聚会上拿出了艾米·韦杰斯撰写的那篇关于骨髓干细胞研究的论文。当她开始介绍韦杰斯的联体共生实验，讲到把年轻老鼠连体配对从而让它们分享血液供应时，一直静静坐在后排的迈克在脑海中突然灵光乍现，捕捉到了一个研究机会。会后，他把妻子和他们的实验室主任汤姆·兰多带到一个角落，问道："为什么我们不使用同样的方式，只要稍做改变，就可以把年轻老鼠和年老的老鼠联结起来？"伊琳娜解释说："这在干细胞生物学或再生医学领域是前所未有的一件事情。"于是她和兰多立即看到了这种实验所具有的发展前景。

他们得到了艾米·韦杰斯的指导。在兰多实验室最初的实验中，大部分动物都是她缝合连体的，并且她一边亲手操作一边向迈克·康博示范如何掌握这项技术，这样他将来就可以独立进行实验了。在一两周内，经过他们连体配对的年轻和年老的老鼠，以及按相同年龄配对的对照组老鼠，都开始分享它们的血液循环。5 周后，研究小组对这些老鼠实施安乐死，以便分析它们的大脑、肌肉及肝脏组织。这些器官代表细胞的 3 个胚层：外胚层、中胚层和内胚层，它们形成于早期胚胎，并发育出身体的各个器官。

伊琳娜说："所有这些组织中的干细胞都重新获得了充沛的活力。老年老鼠恢复了再生能力，年轻老鼠的体重则有明显下降。"该小组在 2005 年的《自然》杂志上发表了他们的研究结果。伊琳娜说："但是，因为每个人都对恢复活力这部分内容感兴趣，而对年轻老鼠身上出现的早衰现象则不太注意，所以我觉得这篇论文至少在标题和描述中，有点儿倾向于夸大干细胞恢复活力的作用。"研究人员使用了一些巧妙的基因检测手段，从而确保身体组织的再生是常驻干细胞起到的作用，而不是年轻老鼠体内的干细胞通过血流迁移出来之后所产生的效果。

但是，为什么在他们的活体实验中，老年老鼠的活力恢复比年轻老鼠的过早衰老表现得更明显，而他们在实验室的细胞培养物却有可能让他们看到完全相反的结果？对此伊琳娜解释说，因为连体动物分享的不仅仅是它们的血液循环。"进行连体实验的是整只年轻的老鼠，这并非仅仅是一袋血而已。"年轻、强健的肝肾功能让老年老鼠受益匪浅，不但可以清除它们血液循环中所有老化的垃圾，还给它们的身体带来更多额外的好处。"甚至连老鼠的血压也变得更加正常。由于肺部充满活力，氧合作用更好，胰岛素与葡萄糖之间的平衡也处理得更好。"她说，"相比之下，原本年轻的老鼠却很痛苦，因为它生病了，出现了炎症。"

正如我们在前面章节中已经看到的那样，在老化血液中循环的垃圾包括衰老细胞所释放出来的炎性分子。但是在他们的联体共生实验之后，康博夫妇很快在老化的血液中发现了另一个导致伤害的因素，也就是 TGF-β（转化生长因子），一种随着老鼠（和人类）变老而过量产生的分子。此外，接受 TGF-β 信号的细胞会为这种信使分子发育出更多受体或停靠点，从而加剧这种过量生产的后果：它会抑制再生，尤其是肌肉细胞和脑细胞的再生。

研究人员还发现了在年轻血液中循环的有助于恢复衰老组织活力的一种因素，这就是催产素（oxytocin），一种在大脑中产生的荷尔蒙，许多人都熟知它是在分娩时帮助子宫收缩的物质。伊琳娜解释道："催产素对肌肉干细胞有直接影响。它在肌肉干细胞上有受体，如果没有催产素，肌肉就不能很好地进行修复；如果它功能不良，就会被脂肪所取代。随着年龄的增长，血液中的催产素水平下降了大约 1/3，催产素受体也变得稀少起来。"

康博夫妇发现，通过使老年老鼠的 TGF-β 水平正常化，或者通过向它们的血液中添加其他生长因子或有益的催产素，他们可以"重置"系统，从而让"干细胞醒来，开始分裂，并执行它们的再生任务"，这是迈克的说辞，但他的说法正好和伊琳娜的反传统理论所暗示的内容一样。"如果我们能把通过老鼠实验所取得的技术很好地应用于人类身上，似乎可以获得非常令人鼓舞的效果，这种方法对人类来说很有价值，可以在发生事故或出现创伤之后，作为外科手术的辅助手段。"

TGF-β 抑制剂、催产素和各种生长因子已经出现在医药箱中用于治疗各种疾病，但是将他们的实验成果转化为临床应用并不是康博夫妇的主要任务，相反，他们只希望探索那些一直在我们身体深处悄然发生的事情。迈克说："我是说，我们做了这项实验，发表了实验成果，然后就希望其他人能够阅读到这方面的内容，或许还会在此基础上进行治疗。"

托尼·威斯－科里（Tony Wyss-Coray）是一名神经科学家，他的实验室也在斯坦福大学，正好位于汤姆·兰多实验室的隔壁。通过观察连体动物的脑组织，兰多团队发现老年老鼠的海马区（记忆储存区）神经元的再生情况令人印象深刻，但年轻老鼠大脑中的这部分组织则会发生萎缩。然而，他们在 2005 年的原始论文中对这些发现略去不提，以避免审稿者要求他们对脑组织做进一步的研究，从而推迟论文的发表。但是威斯－科里注意到了这一点，并对此展开了他自己的联体共生研究，结果证实兰多团队发现的情况确实存在。这使他相信他们有望实现重大突破。他接着发现仅靠血浆也能取得同样的效果，可以让糊涂的老年老鼠的大脑活跃起来，这样它们就可以形成新的记忆，学会在一块大木板的很多洞口中找到唯一的出路，从而逃出去躲避可怕的闪光。

威斯－科里在 2015 年 6 月的一次 TED 演讲中告诉听众，这相当于让一个人"在忙忙碌碌地整天购物之后，要在停车场找到自己的车位"，虽说是一件日常小事，但对于那些神志不清的人们来说，却显得异常困难。但现在有一项研究结果无疑让科学家们对未来十分乐观。"即使到了今天，我也并不认为我们能够实现永生，"他告诉下面的听众，"但是也许我们发现了青春之泉实际上就隐藏在我们体内，并且它才刚刚干涸……如果我们能把时光稍微倒转一点，也许就能找到导致衰老的因素；我们可以用人工合成的方式来制造出这些因素，从而治疗衰老疾病，如阿尔茨海默病或其他痴呆症。"

为了验证他的理论，即我们的血液中也有具备再生能力的因素，威斯－科里在他的实验中使用从年轻人类血液中提炼的血浆来治疗老年老鼠。结果让他深受鼓舞，以至于在他进行 TED 演讲的时候，他已经于前一年在加州圣卡洛斯建立了自己的一个小公司"阿尔凯斯特"（Alkahest，意为"万能溶剂"），由香港一个有阿尔茨海默病病史的富裕家庭提供种子资金来进行小规模的人体试验。

该试验由斯坦福大学神经学家莎伦·沙（Sharon Sha）领导，研究对象是 18 名年龄在 54~85 岁，患有轻度至中度阿尔茨海默病的患者。他们每周注射一次 18~30 岁自愿献血者的血浆，或者接受盐水溶液作为安慰剂。治疗结束时，不但要对他们的大脑进行扫描，而且要对他们进行认知测试，此外要求他们的护理人员评估他们在完成日常生活中的简单任务，如穿衣、做饭或购物等方面的能力是否有所改善。但在 2016 年 11 月公布的结果令人非常失望。几名受试人员在实验结束前就选择退出，那些留下来的患者的认知功能没有改善，护理人员只报告了他们在执行日常任务方面的能力有轻微改善。

伊琳娜·康博对这项实验嗤之以鼻。在该实验的结果出来后，她告诉《自然新闻》："这项试验根本没有科学基础。"因为至今无人清楚血浆中形成有益物质的生物机制。此外，她认为，像威斯－科里所做的这种实验，用老鼠、闪光灯和迷宫般的孔洞来测试年轻血液对认知的影响，还没有得到其他人的认可。"从来没有人以老鼠为模型来对阿尔茨海默病进行测试。"

康博夫妇对他们在最初的联体共生实验中所发现的问题兴趣浓厚，一直自己在做这方面的进一步研究。他们在威斯－科里发表人体试验结果的同一个月公布了自己的研究发现，而这也许解释了为什么伊琳娜会对威斯－科里的研究结论感到有些恼怒。尤其这两位科学家急于确定他们所看到的联体共生的影响在多大程度上可以归因于血液循环中的因素，而不是因动物器官系统的共同活动而引起。

他们设计了一种带有电脑控制泵的装置，可以在没有缝合连体因而不会共享器官活动的配对动物之间交换经过精确测量的血液。他们再次将不同年龄段的年轻老鼠和老年老鼠两两配对，并以相同年龄的其他老鼠作为对照，然后像在先前的实验中一样，观察每组的两只老鼠在相同部位共享血液之后，它们体内的相同组织，如大脑、肌肉和肝脏，会受到何种影响。

他们的发现非常有趣。正如他们在联体共生实验中所看到的那样，年轻老鼠的血液帮助老年老鼠修复了受损的肌肉组织，而老年老鼠的血液则大大削弱了年轻老鼠的肌肉组织。同样，年轻老鼠的血液使老年老鼠的肝脏在一定程度上实现再生，而年轻老鼠的肝脏则因老年老鼠的血液而过早衰老。但是最大的惊喜来自他们在老鼠大脑中看到的变化。康博说："在我们的实验中，年轻老鼠的血液在任何情况下都不能改善大脑神经的再生情况。老年老鼠的血液似乎能抑制脑细胞的健康和生长，如果我们想提高记忆力，就需要识别并清除这些抑制剂。"

　　这项新实验的总体情况更接近于他们在开始联体共生实验前在实验室培养皿中所看到的情况：老化的血液抑制年轻细胞的效果比年轻血液恢复老化细胞活力的效果更加显著。"我们的研究表明，年轻血液本身并不是有效的药物，"伊琳娜·康博在宣布研究结果的新闻稿中说，"更准确的说法是，我们需要针对老年人血液中的抑制剂采取措施才能逆转衰老的过程。"

　　在这种情况下，威斯－科里用年轻血浆来治疗阿尔茨海默病的试验似乎为时过早，其结果注定会令人失望，这是我们在对付这种最为复杂且至今仍有些神秘的脑部疾病时所遭遇的又一次挫折。

第 16 章

破碎的大脑

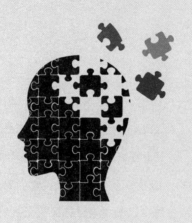

　　1901 年 11 月 25 日，在德国法兰克福，一位心烦意乱的丈夫带妻子去看精神病科医生，因为她的行为越来越怪异。51 岁的奥古斯特·德特尔（Auguste Deter）时常产生妄想，她毫无理由地忌妒自己的丈夫，并且总是怀疑有人想杀她，有时甚至严重到了会吓得发出阵阵尖叫。她出现幻觉，丧失记忆，甚至在自己家里也找不到方向。德特尔被自己的丈夫送往法兰克福的精神病医院，并交给一名叫作阿洛伊斯·阿尔茨海默（Alois Alzheimer）的精神病学家照顾。阿尔茨海默对这位病人所表现出的一系列惊人症状饶有兴趣，于是一直关注她的病情发展情况，这样坚持了将近 5 年的时间，也就是持续到德特尔去世为止。而到了那个时候，阿尔茨海默已经转移到慕尼黑的一家医院进行临床实习。在对德特尔进行尸检之后，先前在法兰克福照顾她的那家医疗机构的负责人把病人的大脑寄给阿尔茨海默进行检查。

　　借助于显微镜，阿尔茨海默氏第一次清楚地看到并全面描述了坚硬的蛋白质团块，在神经细胞周围聚集成藤壶状。在神经元内部，形成细胞骨架、通信网络以及联络分支的那些微管相互缠结，乱成一团。这些"斑块和缠结"就是今天以阿尔茨海默的名字命名的这种疾病所具有的标志性特征。痴呆症（dementia）是我们给最极端的认知障碍疾病所贴的一种概括性标签，它们具有许多不同的表现形式，其中阿尔茨海默病是最常见的一种，尤其更集中地发生在 65 岁以上的老人当中，约占所有痴呆症病例的 75%。然而，阿尔茨海默自己却将这种疾病称为"老年前期痴呆表现"（pre-senile dementia），因为经他治疗的第一个患者的年龄相对不大。当时他和心理健康界的任何人士都没有把这种症状和人们所熟悉的老年疾病联系起来；相反，"老年痴呆症"（senile dementia）被归因于动脉硬化，并作为一种正常衰老过程而被广为接受，现在看来，当时的人们对这种疾病真是极度缺乏好奇心。

半个世纪以来，阿尔茨海默病被认为是一种罕见的疾病，大多数人只是从医学教科书中得知此病，但很少人相信自己会在诊所遇到这方面的病例，当然就更没有人会有兴趣对这种症状展开研究。即使有人真的对此做了进一步研究，他们也仅仅是希望将其与影响年轻人的痴呆症加以区分。

后来到了 1968 年，3 位英国科学家发表了一篇论文，对人们关于老年人出现的痴呆症所持有的这种站不住脚的想法提出了质疑。在那个时候，弗洛伊德的思想很受欢迎，精神障碍通常被认为是病人在幼年遭遇的一些负面经历所产生的心理影响。但是在位于泰恩河河畔的纽卡斯尔大学，精神病学教授马丁·罗斯（Martin Roth）决定挑战主流思想：他对探索精神疾病的生物学基础以及成因抱有兴趣。罗斯说服他的同事——纽卡斯尔大学病理学教授伯纳德·汤姆林森（Bernard Tomlinson），让他对死于痴呆症的老年患者的大脑进行观察。他们还请求神经内科的资深医生加里·伯勒斯特（Gary Blessed）前来助阵，对长期住在当地精神病院的老年患者做临床评估。同时作为对照，他们也对在普通医院治疗的未出现痴呆症状的老年患者做了临床评估。他们还要求伯勒斯特获得对两组病人进行尸检的许可，从而便于汤姆林森研究他们的大脑。

在最初的研究项目中，汤姆林森观察了 78 位患者的大脑，其中大多数人年龄都在 75~80 岁。但与先前想象的相反，他发现在患有痴呆症的患者当中，大多数人都出现了阿尔茨海默在 50 多年前所描述的那些胶状斑块和缠结。他还注意到，患者大脑所出现的损伤程度与罗斯和伯勒斯特所描述的痴呆程度成正比关系。

根据同事们在讣告中对他的回忆（他于 2017 年 5 月去世，享年 96 岁），汤姆林森是一位举止威严、学究气浓，但心胸开阔、富有幽默感的绅士，因其在阿尔茨海默病方面所做出的开创性贡献而在某些领域被誉为“神经病理学之父”。但是人们长期持有的信念并不容易被推翻，纽卡斯尔大学的 3 位科学家关于老年痴呆症的发现需要一段时间才能被广泛接受，其含义也需要一段时间才能被人们逐渐理解：它不是某种无法改变的退化过程所显示的迹象，而完全是一种疾病所表现出来的症状；此外更重要的是，这种疾病已经影响了全球数百万人，而受其威胁的人数正成倍增加。很明显，阿尔茨海默病值得我们认真关注。从那以后，人们投入了大量心血，并做了大量工作，试图弄明白在痴呆症患者的大脑中所发生的实际情况，以及这种疾病的形成过程和致病原因。

　　人们对阿尔茨海默病进行研究的第一阶段是寻找在脑细胞之间出现错误信号的证据，希望在此基础上开发出药物，能够修复患者丧失的认知能力。不过在这里，我将暂时跳转话题，先叙述一下当时的背景。在汤姆林森及其公司发现阿尔茨海默病普遍流行之前的那些岁月里，神经科学家之间就脑细胞如何准确交流展开了一场持续而激烈，并且经常是针锋相对的辩论大赛。辩论的一方是"火花"（the sparks）派，他们认为信号是由电脉冲传递的。另一方是"汤水"（the soup）派，他们认为这些信号是以化学传递的方式进行的。尽管当时在外周神经系统（从大脑和脊髓延伸到身体其他部分的神经网络）中存在化学递质的概念已被广泛接受，但化学递质是否在中枢神经系统中存在，却引起人们的激烈争论。在涉及大脑和脊髓本身的时候，"火花"派理论依然占了上风。任何人把身体指挥中心存在化学递质的证据带到神经科学会议上，即使没有被置之不理，也会遭到嘲笑。

　　在这方面，瑞典神经学家阿尔维德·卡尔松（Arvid Carlsson）也有类似的经历。卡尔松在 20 世纪 50 年代末偶然发现了神经递质多巴胺（dopamine）的功能。他在兔子身上做实验时，发现如果抑制兔子大脑中的这种化合物，就会诱发肌肉僵硬和颤抖等类似于帕金森病的症状。他还发现，通过服用多巴胺前体药物左旋多巴（L-dopa），可以缓解兔子身上出现的这些症状。

　　卡尔松因在大脑化学信号方面所做出的贡献而获得了 2000 年的诺贝尔奖。但是当 1960 年他带着多巴胺数据去伦敦参加一个国际研讨会时，他遭到了"几乎所有人的怀疑"。一名参会代表摇摇头，说他的观点"不会持续很长的时间"。后来主持人甚至在总结发言中指出，会上没有人就大脑中化学递质的可能作用提出任何见解。卡尔松在 2000 年诺贝尔颁奖典礼上回忆起这一幕时，告诉下面的观众："当时他给我传递出一条明确的信息，那就是：我人微言轻，完全是一个名不见经传的小人物！"

　　然而，随着越来越多的年轻科学家参与到神经递质的研究当中，在不到 5 年的时间之内，人们的态度就发生了 180 度的大转弯，而神经递质在中枢神经系统中扮演重要角色的证据也在不断积累。左旋多巴的故事也让医生们兴奋不已，在奥地利、加拿大和日本等不同国家，少数医生开始研究用左旋多巴治疗帕金森病患者的可能性。到了 1967 年，他们已经开发出一种有效的给药方案，于是使用左旋多巴这种有助于控制颤抖和减轻僵硬的药物，成为治疗帕金森病的主要手段。正是这种治疗痴呆症的新药所取得的惊人成功，激励了那些研究阿尔茨海默病的科学家，于是大约在同一时间，他们的研究也终于开展起来。

　　在接下来的 10 年里，这方面的研究让我们今天的药柜中出现了两种治疗阿尔茨海默病的药物，而这两种药物都是针对神经递质而研发的。第一种，也是最广泛使用的疗法，是通过提高信号化学物乙酰胆碱（acetylcholine）的浓度，从而对那些通过它进行交流的脑细胞所出现的损伤进行弥补，因为其中许多脑细胞都参与了记忆的形成工作。第二种疗法正好相反：它抑制神经递质谷氨酸（glutamate）的作用，因为在罹患阿尔茨海默病的患者当中，谷氨酸会从他们大脑的受损细胞中大量溢出，同时造成对自身的损害。

但是作为阿尔茨海默病标志的斑块和缠结又会发生什么情况呢？到了 20 世纪 60 年代，人们首次在电子显微镜下进行研究，发现斑块是密集的精细蛋白质纤维束，而缠结主要由成对的螺旋状细丝以及散布其中的一些直线组成。然而直到 20 世纪 80 年代中期，这些破坏性损伤的具体成分才被人们发现。缠结中的螺旋状细丝是由一种叫作 tau 的蛋白质组成的，该蛋白质最初发现于 1975 年，被认为在微管的组装和维护中扮演重要角色，而微管则可以在脑细胞内形成细胞的骨骼和通信网络。这种在 20 世纪 80 年代中期被确定为构成缠结的主要成分的 tau 类型蛋白显然具有缺陷，因为它会使通信网络的骨架和"火车轨道"发生崩溃。一位观察者评论说，在显微镜下，tau 缠结"看起来像堵住下水道的头发一样"。

1984 年，加利福尼亚大学圣地亚哥分校的两位科学家乔治·格伦纳（George Glenner）和凯恩·王（Caine Wong）发现了黏性斑块的具体构成成分，他们将其命名为 β 淀粉样蛋白。但是在 tau 蛋白和 β 淀粉样蛋白之中，是只有其中一种还是二者共同构成阿尔茨海默病的成因，或者它们仅仅是由于罹患该病而出现的症状而已？

研究这个问题的科学家找到了几条线索，表明淀粉样蛋白至少是其中的一个活跃因素。众所周知，唐氏综合征（Down's syndrome）患者发展成痴呆症的风险极高，并且这种情况通常出现在他们成年之后的早期阶段。格伦纳和王就在将阿尔茨海默病斑块中的蛋白质鉴定为淀粉样蛋白的同一年，也在唐氏病患者的大脑中发现了相同的蛋白质。这是在唐氏综合征和阿尔茨海默病之间存在联系的第一个化学证据，它也促使格伦纳推测问题应当是出在产生淀粉样蛋白的基因上。但后面这种推理近乎猜测，因为格伦纳还没有找出办法来对此做出证明。不过，如果真相真的被他言中，那么该基因的位置应该在21号染色体上，因为唐氏综合征患者多了一条21号染色体。这种想法，尽管看似不着边际，却激发了研究阿尔茨海默病的科学家们的想象力，于是他们开始竞相寻找这一基因，并争取能首先发表相关成果。

许多实验室回头从格伦纳和王发现的这种蛋白质的配方开始进行研究，经过3年的努力，他们终于设法复制了编码该蛋白质的基因———种被称为APP（amyloid precursor protein，淀粉样前体蛋白）的基因。他们发现它确实位于21号染色体上。这还不是引起阿尔茨海默病的确凿证据，因为没有迹象表明正常基因可能会因出错而引发麻烦，所以也没有确凿的证据表明APP就是他们所寻找的答案。人们的研究焦点仍然集中于β淀粉样蛋白上。就在APP基因被复制的同年，荷兰的一组医生发现患有另一种遗传性痴呆症的病人会出现脑部出血和中风症状，而他们的脑血管中就沉积着相同的蛋白质[1]。

对阿尔茨海默病研究带来巨大影响的人物还包括约翰·哈迪（John Hardy）及其同事马丁·罗索（Martin Rossor），还有詹宁斯一家。哈迪60岁出头，和蔼可亲，头发蓬乱，留着胡茬，在英

1　它有一个极为拗口的名称——"荷兰型遗传性淀粉样蛋白脑溢血"，缩写为HCHWA-D。

国利兹大学接受培训成了一名神经化学家。他早年曾是一名研究
科学家，专门分析尸检案例中的脑组织，以期寻找导致阿尔茨海
默病等病症的线索。然后在 1983 年，由遗传学家詹姆斯·古塞拉
（James Gusella）领导的哈佛大学研究小组在《自然》杂志上发表
了一篇论文。在论文中，他们描述了自己所发现的一种导致亨廷顿
病的基因——顺便说一句，正是这种疾病让美国民谣歌手伍迪·格
思里（Woody Guthrie）在 44 岁时就被送进了精神病院，并且在
55 岁时就要了他的命。当我去哈迪位于伦敦大学学院的实验室拜
访时，他告诉我："对我来说，那篇论文就是一条'通往大马士革
的道路'。它让我觉得自己应该改变一下研究领域；如果我想找
出致病的原因，遗传学应当才是最好的选择。"于是哈迪决定从
他工作了 15 年的美国回到位于伦敦的圣玛丽医院。在那里，哈
迪开始学习分子遗传学，并最终开始对导致阿尔茨海默病的遗传
因素展开研究。

　　在格伦纳和王发现了黏性斑块的组成成分之后，哈迪和他的团
队也加入了那场复制假想的阿尔茨海默病基因的竞赛当中，试图
通过细致的斑块蛋白逆向工程[1]来揭示其配方。但是他们在错误思
路的指导下浪费了数个月的时光，毫无结果，备感沮丧。然而，除
了进行复制的实验之外，他们和其他人还通过所谓的"遗传连锁"
（genetic linkage）研究，在寻找可能与疾病有关的基因方面撒下了

1　逆向工程（又称逆向技术），是一种产品设计技术再现过程，即对一项目标产
品进行逆向分析及研究，从而演绎并得出该产品的处理流程、组织结构、功能特性
及技术规格等设计要素，以制作出功能相近但又不完全一样的产品。——编者注

一张更大的网。这些研究首先识别与疾病相关的单个基因在染色体上的位置，然后将其揪出来。在这种情况下，研究人员招募了一批有早发型阿尔茨海默病病史的家庭来进行基因分析。

在成功发现亨廷顿病的基因之后，为了寻找阿尔茨海默病的基因，古塞拉的实验室做了一场大规模的连锁研究。他们也将搜索范围缩小到 21 号染色体，即与唐氏综合征相关的那段染色体。但是古塞拉小组的遗传连锁指向了一段不包含淀粉样蛋白基因 APP 的染色体。这一发现让每个人都以为染色体上可能还存在另一个或另一些导致阿尔茨海默病的基因，并且它们可能和淀粉样蛋白稍有差别。

这就是马丁·罗索的切入点。罗索是一名神经科医生，不但在治病救人的前线工作，而且自己做研究。他个子很高，身材消瘦，举止安静，与圣玛丽医院的约翰·哈迪一起招募具有早发型阿尔茨海默病病史的家庭来进行他们的遗传连锁研究。罗索解释说："阿尔茨海默病协会才成立不久。我们在协会的内部通讯上做了广告，开始招募符合条件的家庭。我们还雇用了一名护士。我们会出去给病人做检查并给他们抽血。作为临床医生，我的工作是寻找这种家庭，确保他们具有阿尔茨海默病病史，从而让他们参与实验。而约翰则负责在实验室中对这种疾病进行研究。"

哈迪、罗索和他们的团队，一群具有互补技能的科学家，起初只能在黑暗中摸索。淀粉样蛋白基因在他们获准进行连锁研究的那一年才被复制出来，但在此后的一段时间里他们没有什么令人兴奋的发现。罗索回忆道，当时，连锁分析"是一项极其艰苦的工作"。

今天，你可以在几个小时之内对一个基因完成测序。但在那时，你所能做的就是切碎基因组，测试其中的每一个片段，然后对其进一步切割，直到你发现与疾病的遗传相关的那个片段，也就是单个基因的突变，而"这需要花费几个月的时间才能完成"。

哈迪的研究实现突破的契机是在他发现荷兰医生所发表的这篇"引人入胜"的论文时。这篇论文描述了他们研究的中风患者与众不同，因为 β 淀粉样蛋白团块堵塞了病人的脑血管。他立即与这群医生取得联系，询问能否查看他们报告中罗列的那些家庭的基因，并很快登上了飞往荷兰莱顿的飞机。在那里，他会见了他的这位比利时合作者——分子生物学家克里斯汀·范·布鲁科文（Christine Van Broeckhoven），他们一起到大约 130 千米以外的安特卫普地区向患者家庭采集血液。接着他们集中精力对 21 号染色体进行连锁分析，这次直接就发现了 APP 基因。

但竞争仍然非常激烈，哈迪的团队再次发现他们要与其他人在同一个赛道上展开竞争。于是他们对这些 APP 基因进行了测序，并在纽约大学的另一个研究小组宣布取得类似成功的同时，发现了一种基因突变。这两组科学家在 1990 年的同一期《科学》杂志上"背对背"地发表了各自的发现。

这是引发阿尔茨海默病的确凿证据，它让哈迪、罗索和他们的团队在自己的遗传连锁研究中找到了新的方向。但是他们也意识到自己需要改变一下研究策略。伦敦的研究小组对超过 15 个患有早发型阿尔茨海默病的家庭进行研究。研究人员假设患者家族都携带相同的遗传缺陷，于是一直收集他们的血液进行分析。然而这种方法存在错误。因为他们最终将发现与家族性阿尔茨海默病有关的只有3种基因，而更多的基因则与散发性的阿尔茨海默病有关。并且，把所有的患者家庭聚集在一起实验会产生非常多的背景噪声，以至于他们在对比分析中找不出任何具有突出意义的线索。研究人员意识到这可能是导致实验一无所获的原因，于是他们决定从现在开始，对每个患者家庭进行单独分析。他们的研究需要有大量材料作为支撑，而这就要求能够找到一个庞大的家族，并且几代人——包括叔伯、姑姑、堂兄弟姐妹或舅舅、姨妈或表兄弟姐妹——都罹患同一种遗传疾病。

这就是卡罗尔·詹宁斯（Carol Jennings）、她的大家族以及好运出现的地方。我在偶然之间发现卡罗尔的儿子约翰在爱丁堡的一所学校教书，恰好我也住在那里，于是他同意和我见面并告诉我关于他的家族故事。

第 17 章

阿尔茨海默病——一个做出贡献的家庭

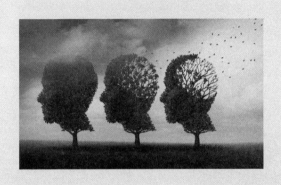

　　谈到人类疾病，普通公民在科学进步中所发挥的作用很少得到应有的重视。但往往是受疾病折磨最多的患者对治疗方案的渴望、他们在生活中的坚持，以及他们参与研究的意愿，才导致科学实现了突破。詹宁斯一家当然就扮演了这样的角色。

　　约翰的母亲卡罗尔是独生女，而她的父亲沃尔特共有 15 个兄弟姐妹，其中只有 8 个活到了成年。沃尔特在一个贫穷的家庭长大，过着吃了上顿没下顿的日子。他 13 岁就开始给人送牛奶，"一直努力工作，在那个需要有人挨家挨户收取洗衣费用和其他支出的时代，他成了当地合作社的信用代理人"。他的孙子回忆说，沃尔特是个"有抱负的人"。当时是玛格丽特·撒切尔主政，她决定让租住市政住房的人们享有购房权，于是沃尔特抓住机会，成了他这个大家族中的第一个房主。

　　然而，到了 50 多岁的时候，沃尔特开始表现得不太对劲。他曾经一丝不苟地为合作社做记录，但现在变得有点儿马虎，有时他连当天是星期几都会忘记。沃尔特和妻子一起出去购物时，他会在超市的过道里走来走去，把奇怪的东西放在他们的手推车里，有时甚至放进别人的篮子里。"我手里有一张我父母 1979 年结婚时的照片，"约翰说，"此外我还经常听说外祖父丢失胸花和手套之类的故事。但直到几年之后，他才被确诊患了病。"

约翰生于 1985 年，当他认识外祖父时，老人已经不能说话，也不能独立行走。那时，沃尔特的 4 个兄弟姐妹也患上了痴呆症。"他们最终都到这家位于诺丁汉的医院进行治疗，并住在同一个病房里面。"约翰说。"我记得姨外祖母的病被诊断出来时，她才 48 岁，但病情发展得非常快。结果她在 55 岁时就去世了。"

约翰的母亲卡罗尔记得她的祖父在她很小的时候就表现出类似的症状，于是她对此很好奇，就画了一个家谱来记录其他患痴呆症的成员。"我想，在 20 世纪 80 年代，这种病一定有点儿像瘟疫，"她的儿子说道，"妈妈周围的叔伯和姑妈全都患了这种病，她只能成天生活在一堆病人当中。"

由于她的祖父曾参加过世界大战，所以，毫不奇怪，人们总是把他奇怪的行为归咎于战争所带来的创伤或在战壕中遭受毒气袭击的后果。但是当卡罗尔收集到自己亲戚中有更多人患痴呆症的证据之后，作为一个学校的老师以及一个喜欢参与社会活动的女人，她开始渴望得到可以解释这种家族病症的答案，同时相信有人会对她家人的情况感兴趣。

"妈妈写了许许多多的信件，"约翰说，"她写信给诺丁汉大学，因为我们就住在附近，她还写信给其他大学和医院，问他们：'我们的情况值得研究吗？如果是的话，我们乐于献身，配合你们进行研究。'但是当时人们普遍认为痴呆症之间不存在任何遗传联系，所以她遭到了很多拒绝，很多时候别人根本就没有对此回应。"说到这里，约翰一时陷入了沉思，"我是说，那时人们怎么会不认为其中存在蹊跷呢？"

然后，到了 1987 年，卡罗尔听说了在伦敦圣玛丽医院开展的这个研究项目，于是就写信给罗索和哈迪。这次她没有遭到忽视和拒绝。她报告的情况正是圣玛丽团队苦苦寻觅的，于是在 1990 年，当研究人员决定对患者家庭单独进行分析时，詹宁斯一家就成了理想的研究对象。卡罗尔尽可能多地接触她父亲身边的家庭成员——幸存的姑妈、叔伯、堂兄弟姐妹以及第二代堂兄弟姐妹，并设法让他们参与血样分析。

1991 年，哈迪、罗索和研究小组的好运到了。DNA 样本中的不一致性出现在 21 号染色体上，并指向 APP 基因。科学家对 APP 进行测序，发现其中出现了一个突变。"我们在 1991 年 2 月 6 日报道了这个发现……看吧，我现在还能记住准确日期，这说明它是多么重要！"哈迪微笑着说，"我当时就知道这次发现将改变人们的生活，而事实证明，的确如此。"

他们的论文发表在《自然》杂志上，由神经学家艾莉森·戈特（Alison Goate）担任第一作者。那一年，它成为生物医学领域被引用最多的论文，并使得分析研究趋势的《科学观察》（Science Watch）将研究 APP 基因的工作称为"生物学中一个最热门的角落"。（对 APP 基因展开的研究工作后来陷入了一场费时耗力且费用高昂的知识产权纠纷之中，结果让伦敦团队分崩离析，其中许多人，包括哈迪和戈特，都离开伦敦前往美国。但那是后话，暂且不表。）

同年发现了另外两例伴有 APP 突变的家族性阿尔茨海默病。这 3 个发现共同构成了所谓的"淀粉样蛋白级联假说"（amyloid cascade hypothesis）的基础，而这种假说是哈迪和他的同事戴维·奥尔索普（David Allsop）坐下来，"不假思索"就写出来的。哈迪在对那些充满波折、竞争激烈的年代进行回忆时坦承：其中的证据一下子就突然变得清晰起来。"我一直认为遗传学是一种检验因果关系假设的独立方法，"他写道，"关于阿尔茨海默病出现了许多相互竞争的理论，我只是认为遗传学将对这些相互竞争的理论做出最终裁决。遗传分析告诉我们，淀粉样蛋白是让这些家庭患上阿尔茨海默病的原因，同时也是造成唐氏综合征的原因。"

哈迪和奥尔索普阐述的淀粉样蛋白级联假说至今仍是阿尔茨海默病发生的主导理论，并对这方面的研究产生了巨大影响。从本质上讲，该假说认为大脑皮层（大脑皱巴巴的外层，也就是灰质）中 β 淀粉样蛋白的积累是疾病的诱因。β 淀粉样蛋白聚集在一起，在神经元之间形成斑块，导致炎症，并在大脑免疫系统的"清道夫"神经胶质细胞的参与下，以微妙的方式扰乱神经信号。淀粉状斑块驱动 tau 缠结以特有的模式在整个大脑中扩散，而 tau 缠结先前可能已经存在于基底区域一些数量有限的斑块当中，但对整个大脑几乎没有造成任何损害。为了扩大伤害，淀粉样蛋白要在 tau 基因上附加一点儿表观遗传标签，使它们产生过量的 tau 蛋白。这些斑块和缠结在大脑中逐渐积累，会造成日益广泛的细胞死亡以及信号中断现象，并最终导致痴呆。

淀粉样蛋白级联假说最初发表于 1992 年。就在那一年，美国科学家对早发型阿尔茨海默病患者的家庭进行连锁分析，发现 14 号染色体是另一个值得注意的位点，后来人们在 1995 年发现了这条染色体上存在的基因缺陷。它被命名为"早老素 1"（presenilin 1），因为紧随其后，人们又发现了另一个在家族性阿尔茨海默病中发生突变的基因，并将其命名为"早老素 2"。然而，第二个基因位于另一条染色体即 1 号染色体上面。早老素是通过对一个伏尔加德意志人的家族成员所做的连锁分析找到的，这个家族的祖先是在 1870—1920 年从俄罗斯伏尔加河西岸的两个邻近村庄移民到美国的。像詹宁斯家族一样，伏尔加德意志家族是连锁分析的理想对象，因为他们有共同的祖先，这显然表明遗传基因突变是导致阿尔茨海默病在其家族中发病率高的一个原因。

像 APP 一样，早老素 1 和早老素 2 都参与 β 淀粉样蛋白的产生和积累过程，但作用于它们从前体蛋白开始演变的不同阶段。正常情况下，它们负责将淀粉样前体蛋白分解成许多不同的功能形式。

在引发家族性阿尔茨海默病的 3 种变异基因中，最先被发现并引发淀粉状级联假说的 APP 基因是迄今为止最为罕见的。然而，它继续摧毁詹宁斯一家的生活。卡罗尔现在 60 多岁，患有阿尔茨海默病，她的儿子告诉我们，"她现在基本上不会说话了"。大约在 2004 年，这个家庭开始注意到她在行为和应对能力上出现了微妙的变化。那时约翰刚刚上大学，他的父母正从兰开斯特搬往沃里克郡，而他的父亲斯图亚特，作为一名卫理公会的牧师，在那里谋到了一个大学牧师的新职位。这个家庭已经随着斯图亚特工作的改变而多次搬家，已经习惯了这种迁徙过程。但那次出现了异常情况。约翰回忆说："爸爸觉得这有点奇怪，因为妈妈通常会很有条理，在所有的盒子上都贴好标签。但是那天当搬家公司到来后，我们才发现家里的东西并没有真正收拾好，一切都显得有点儿混乱。这是最先出现的迹象。"

尽管这个家庭有罹患痴呆症的历史，但没有人想到卡罗尔也难逃厄运，甚至连卡罗尔本人也没有这方面的心理准备。尽管她在研究过程中曾配合献血，但她从未要求医生反馈结果。她曾告诉采访者，如果她确定自己携带了这种基因，她可能会"瘫倒在地"。"妈妈的态度总是：不要杞人忧天，谁知道未来会发生什么事呢？你明天可能还会被公共汽车撞呢。这几乎成了她的口头禅。"她的儿子这样说，"这种抵制态度在她正在发展的病情中也得到了体现。由于她对自己不想知道的事情态度坚决，所以人们不太敢跟她提起这方面的事情。"

但有时似乎也不存在这样的禁忌，约翰说。阿尔茨海默病经常被人提起，他甚至记得自己在小学里还写过一些关于它的诗歌。但那样的谈论总是发生在抽象的层面，感觉和自己的现实生活相距遥远。"对我来说，这完全是一个抽象的概念，因为我没有目睹外祖父如何从一个健全、正常的成年人变成后来我所看到的样子。我没有看到这种疾病的发展过程，因此无法想象这种情况真的会在自己身边发生。直到我成年以后，看到妈妈开始出现症状，我才真正明白过来。"

　　只有一次，约翰和他的母亲谈到了这个敏感话题。当他和他的妹妹还是孩子的时候，每年到了夏天，父母都会在诺森伯兰租一间小屋作为家庭度假的居所。约翰甚至在自己长大离家以后，每年也仍然会去那儿和他们一起度假。"你知道，人们说人要么属于云雀类型，要么属于猫头鹰类型，"他回忆道，"妈妈和我绝对属于猫头鹰类型，所以当爸爸睡觉时，我们会熬夜聊天。我十几岁的时候就和妈妈养成了这种习惯，这次我们在一起的情况也和以往差不多，边聊边举杯喝酒。我们谈到了这样一个事实，即我们都认为自己身上具有这种基因，还讨论患痴呆症之后会变成一副什么样子。妈妈说，她认为老年痴呆症可能有点儿像电视画面陷入静止，而且如果有人在身边照顾你，让你尽可能地活得久一些，可能还会发生更糟糕的事情。"他继续说："这很不寻常，因为在那之前，我们从来没有谈论过我们将来有患痴呆症的可能。也就是说，在那之后，我们再也没有谈起过这个话题。那是唯一的一次。"

　　像他的母亲一样，约翰拒绝知道自己血液测试的结果，但他骨子里觉得自己携带着突变基因。他积极参与一个名为 DIAN（Dominantly Inherited Alzheimer Network，显性遗传性阿尔茨海默病网络）的国际研究项目。每隔两年，他都会接受一系列测试，包括腰椎穿刺、血液测试、核磁共振成像以及 CT 扫描。他和自己的母亲及其他几个家庭成员一样，打算死后把大脑捐献出来，让别人进行科学研究。哈迪、罗索和他们的研究团队从 1991 年发现变异 APP 基因的那一刻起，每年都开始对卡罗尔·詹宁斯的大脑进行核磁共振扫描，而 DIAN 项目的研究人员也在关注这种疾病在她身上的发展情况。

约翰说："他们从 DIAN 项目中发现的一件事是，淀粉样蛋白的沉积早在症状出现之前就开始了，早在几十年前，这意味着如果我真的携带这种基因，那就应该已经发作了。"

在寻找治疗阿尔茨海默病的药物的过程中，大型制药公司将大量精力用于对付淀粉样蛋白——清除大脑中的淀粉样蛋白，或者防止其形成斑块。约翰·詹宁斯抱着浓厚的兴趣，关注着他们开发药物的进展情况，但他也感觉一切都是命中注定。"我有点儿开始接受自己的命运了，因为事情变得越来越糟了，"他抱歉地笑着说，"这方面的症状只会加速发展，然后就一下子要了你的小命，让你永远被人遗忘。即使我们真的可以通过阻断淀粉样蛋白来防止疾病的进一步发展，但现在对我来说也为时太晚。"他继续说道："妈妈总是说科学发展得太快了，但是就人类的寿命而言，这方面的进展还不够快！"

* * *

事实上，一个又一个针对淀粉样蛋白的临床试验都宣告失败，要么是因为这种药物被证明是不安全的，要么是因为它根本就不起作用。在纪念阿尔茨海默诞辰 100 周年的演讲中，哈迪对这位德国精神病学家的研究进行了回顾，并总结道："即使奥古斯特·德特尔今天还活着，我们对治疗她的痴呆症的前景展望仍然与 1906 年的情况大致相同。"

但这一评论非但没有表明我们会被病魔击败，反而标志着一种强烈的不甘服输的精神。因为自从奥古斯特·德特尔最初激起护理她的精神病科医生的好奇心以来，尽管人们已经掌握了这么多关于阿尔茨海默病的知识，但事实证明阿尔茨海默病还是难以攻克。一些重要的问题仍然亟待回答。例如，当大脑萎缩时，神经元是如何死亡的？是 tau 缠结还是淀粉状斑块，或者其他什么东西，杀死了它们？今天，这仍然是"Tau 派"和"BAPT 派"（β 淀粉样蛋白理论的信徒）之间激烈辩论的主题，我这么说并非夸大其词，因为它确实被比作两种对立理论之间的圣战，即哪种理论才最值得人们在开发药物时进行参考。

还有一个重要问题是淀粉样前体蛋白——APP 基因的产物——在没有突变的情况下会起什么作用。"你知道，我们对此还没有答案，"哈迪带着歉意地笑着说道，"我们知道这应当和突触神经之间的接触有关，但老实说我们面临一种尴尬的情况。我们知道这种基因的历史已经有 30 年了，但我们对这种蛋白质的作用真的难以定论。"

第三个重要的问题是：为什么有些人在生前没有表现出痴呆症的迹象，但死后进行尸检却发现他们的大脑被淀粉样蛋白堵塞了？一个著名的例子是玛丽修女。美国自 1986 年就长期实施一个针对罗马天主教修女的研究项目，而玛丽修女是其中的参与者之一。这项名为"修女研究"的项目是由明尼苏达大学的戴维·斯诺登（David Snowdon）建立的，旨在观察阿尔茨海默病的发病及进展情况。斯诺登和他的研究同事们从一个宗教组织中招募了 678 名修女，因为他们相信：如果研究对象来自一个相对同质的集体，由于她们具有相同的生活方式，这样就会减少可能干扰观察结果的其他变量。斯诺登报道说，玛丽修女在 1993 年以 101 岁的高龄去世之前，在认知测试中取得了高分，然而她的大脑尸检却显示出大量的斑块和缠结。

这是淀粉样蛋白假说面临的最大挑战之一。批评者不断翻出这一案例，而支持者又没有现成的答案可以自圆其说。罗索说："这太丢人了。它提醒我们，一切并非都那么简单。在生物学或医学领域，你很少能找到固定不变的一一对应的关系。"他解释说，很多事情都是概率性的，比如，吸烟和肺癌、高胆固醇和心脏病、肥胖和糖尿病之间的关系，等等。同时，我们都知道在这些方面存在一些例外的人和事，但这些例外情况的出现并不能否认事物之间所存在的联系。"因为其中还有很多因素在起作用，你不能期望找到一一对应的固定关系，但总体而言，这种关系是客观存在的。"罗索最后总结说，"尽管玛丽修女和其他许多像她一样的人的故事确实引人深思，但我们不能回避这样一个事实：如果你的 APP 基因发生了突变，那你的身体就最终会出现我们所说的阿尔茨海默病的所有症状。"

* * *

这些重要的问题还提醒我们，我们对阿尔茨海默病的理解大多来自对家族性疾病的研究，其中遗传风险因素和病情预后之间的关系相当直接。然而，家族性阿尔茨海默病仅占所有病例的 2%~3%。绝大多数患者患的是"散发性"阿尔茨海默病，这意味着这种疾病的可预测性很低，除了遗传学引发的问题之外，它还受到意外、时间和生活方式等因素的共同影响。那么，关于这种最普遍的阿尔茨海默病，我们已经掌握了哪些知识呢？

第 18 章

阿尔茨海默病——淀粉样蛋白的挑战

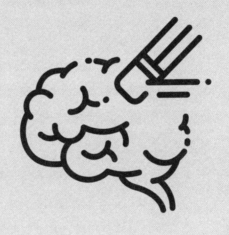

艾伦·罗塞斯（Allen Roses），北卡罗来纳杜克大学特立独行的神经科医生，2016 年在前往希腊参加医学会议的途中，在肯尼迪国际机场因心脏病突发猝死，享年 73 岁。他在过去的 23 年里一直是淀粉样蛋白级联假说的坚定反对者。

罗塞斯于 1943 年出生于新泽西州的帕特森，父亲莫里斯是一名逃离大屠杀的波兰裔犹太移民，曾经营一家文具店，不过在艾伦 13 岁时就去世了。为了减轻家庭负担，还是少年的罗塞斯只能出去打零工，甚至在那些与黑手党关系密切的赌场帮人下注。他经常被形容为一个"好勇斗狠"的家伙，而同事、家人和朋友也记得他喜欢与人辩论，并且为人风趣，富有幽默感。约翰·哈迪在医学杂志《柳叶刀》（The Lancet）的讣告专栏中对他的评论是："艾伦是一个与众不同的杰出人士，他最大的乐趣就是挑战传统。虽然这通常意味着他站在错的一方，但如此故意找碴儿，有时也会给他带来重大发现。"

1993 年，罗塞斯有了一个重大发现，他在散发性（或晚发型）

阿尔茨海默病中找出了一种扮演核心角色的基因，称为 APOE e4。事情是这样的：1991 年，在杜克大学的罗塞斯实验室，研究阿尔茨海默病的沃伦·斯特里特马特（Warren Strittmatter）正在包裹大脑的脊髓液中设法寻找一些蛋白质，看它们能否与 β 淀粉样蛋白——一种黏糊糊的蛋白斑块——相结合。当他在试管中发现一种与斑块蛋白结合力极强的物质时，顿时来了兴趣，连忙向他的实验室上司做了汇报。"这就像黑暗之中一道闪电划破长空。"罗塞斯多年以后回忆起这段往事时说道。APOE 蛋白的基因位于 19 号染色体上，而他的团队已经确定它在对散发型阿尔茨海默病家庭开展的遗传连锁研究中具有重要作用。

但是罗塞斯发现不可能让自己实验室的那些博士后进一步研究该基因，因为他们都忙于沿着他们认为前途最光明的道路前进，即对淀粉样蛋白展开研究。罗塞斯的妻子安·桑德斯（Ann Saunders）是一位遗传学家，完全具备研究 APOE 所需的技能，但当时他们的第一个孩子刚出生不久，所以她正在休产假。于是罗塞斯找妻子商量，并和她达成协议：如果桑德斯可以去实验室工作，罗塞斯愿意留下来照顾孩子。结果在不到 3 周的时间里，桑德斯找到数据有力地证明了 APOE e4 在散发型阿尔茨海默病中所起的作用。目前已知，在超过一半的病例中，它是导致这种疾病的最大遗传风险因素，这使得哈迪近年来认识到斯特里特马特和罗塞斯的发现"显然可能是人类基因组中最重要的风险等位基因（基因变体）"。

APOE 是一种蛋白质，参与对胆固醇和其他脂肪进行包装，并将它们分配到身体需要的任何地方的工作。APOE 在我们人类身上有 3 种常见的变体。它们被分别编号为 e2、e3 和 e4，对大脑的工作效率产生不同程度的影响，并在大脑中扮演不同角色，因为大脑中的细胞膜主要由脂肪构成。这种角色取决于你所遗传的基因中的两个等位基因或拷贝（一个来自父亲，一个来自母亲）的组合情况。APOE e2 似乎对痴呆症具有保护作用。但是，如果你遗传的一份 APOE e4 基因与其他两种基因中的任一拷贝相结合，那你患阿尔茨海默病的风险就比正常情况下高出 2~3 倍；如果这两个拷贝正好都是 APOE e4 基因，那这种风险就飙升到大约是正常情况下的 12 倍。有两份 e4 基因拷贝的人也可能比那些有其他基因变体的人会更早患上这种疾病，通常是在 65~70 岁的时候。在这 3 种基因变体之中，目前 e3 在患者人群中出现得最普遍，概率大约比惹事的 e4 高 5 倍，比起保护性作用的 e2 高 10 倍。

从统计学的角度来看，这些就是你最经常遇到的风险情况。但是如果考察得稍加深入，情况会变得更加复杂，因为其中性别和种族因素似乎也有影响。例如，2014 年，加州斯坦福大学的一群科学家对一篇 20 世纪 90 年代中期发表的旧论文产生了兴趣。该论文曾提到 APOE e4 效应中的性别差异，但后来的研究人员基本上忽略了这一点，于是这群科学家决定自己进行调查。大脑成像已经提供了证据，证明这可能是一个真实存在的现象，因为它揭示了在没有表现痴呆迹象的健康女性中，携带 APOE e4 基因的女性和不携带该基因的女性在她们的大脑连接（或"布线"）方式上存在显著差异。但如果把研究对象换成男性，扫描图像则显示两组之间的差异很小。

在这项新的研究中，由斯坦福大学神经学家迈克尔·格雷丘斯（Michael Greicius）领导的科学家们研究了美国痴呆症研究中心收集的大量数据。该中心每年测试客户的认知功能，并对他们进行了长达 7 年的跟踪调查，一直持续到 2013 年为止。在斯坦福大学选择的大约 8000 名年龄至少为 60 岁的参与者当中，大约 1/3 的老人在研究开始时被评估为具有"轻度认知障碍"，剩下的 2/3 则没有表现出这种症状。研究人员发现，在健康人群中，携带 APOE e4 基因的女性在 7 年后出现症状的可能性大约是不携带致病基因的女性的 2 倍，而在男性当中似乎没有什么区别。然而，在所有被诊断为患有轻度认知障碍的参与者当中，无论男女，只要身上拥有一份惹事基因的拷贝，他们罹患阿尔茨海默病的风险就增加了。有趣的是，出现智力衰退症状风险最低的是那些不携带 APOE e4 基因的健康女性，这意味更大比例的男性出现的痴呆症状与 APOE 基因毫无关系。

就种族而言，证据表明，所有增加白种人风险的 APOE 基因组合对非裔美国人和西班牙裔美国人的影响较弱，而对日本人的影响最大。例如，对于一个有两个 e4 变异基因拷贝的日本人来说，他们患阿尔茨海默病的风险是拥有同样变异基因组合的白种人的两倍多。有趣的是，在尼日利亚开展的几项研究发现，携带 APOE e4 基因的人，即使身上携带了两份这种变异基因，但他们患阿尔茨海默病的风险也不比其他人更大。为什么会出现这种情况？稍后我们将继续讨论这些难题。

*　*　*

　　从他的实验室发现危险基因的那一刻起，罗塞斯就对阿尔茨海默病的淀粉样蛋白假说提出了挑战：他声称斑块只会让人转移注意力，因为它是神经元死亡的结果，而不是致病的原因。在向自己的学生讲解时，以及在公开演讲中，他喜欢将这种关系比喻成墓地前面的墓碑，说墓碑只是标明尸体的位置而已。他指出，没有人认为墓碑是造成埋在墓碑下面的人死亡的原因。同样，"斑块是诊断阿尔茨海默病所需的绝对标记。但这并不意味着它就是导致阿尔茨海默病的原因"。

　　起初，罗塞斯对阿尔茨海默病的成因没有提出明确的其他假设。但他对淀粉样蛋白的挑战很可能影响了人们对他所发现的APOE e4 的接受程度。拉姆·拉奥（Ram Rao）在加州巴克研究所研究阿尔茨海默病，当我在那间明亮而充满现代气息的山顶研究中心采访他时，他对此这样评论道："当艾伦·罗塞斯说基因是致病的罪魁祸首时，没有人对他的说法加以重视，因为它不符合当时的主流思潮。这种说法不性感（很抱歉我用了这个词）！你当时写任何关于 APOE e4 的东西，不会得到发表。你出去参加会议时，如果不谈论 A-beta 和 tau，那你就只有坐冷板凳了。没人想听其他的说法……"

　　罗塞斯为进一步调查筹集资金的努力处处受挫，最终他将自己的钱（根据一些报道，大约是 50 万美元）投入研究当中。1997年，灰心失意的罗塞斯离开学术界，进入商界，前往葛兰素史克公司继续研究 APOE。10 年之后，他从这里转到杜克大学，去主持一项旨在寻找新药的药物开发项目。

正如我们所知道的那样，APOE 的基本任务是在体内穿梭运输脂肪。但关于它具体的作用机制，以及它如何影响阿尔茨海默病的易感性，还有许多秘密尚未揭开。但是自从斯特里特马特在试管中第一次发现 APOE 以来，人们已经发现了它与淀粉样蛋白之间关系的更多细节。APOE 蛋白似乎对神经元之间淀粉样蛋白的命运产生了深远影响。无论淀粉样蛋白是转变成一种可以像黏性纤维一样聚集成斑块的类型，还是在大脑执行日常管理任务之时被清除掉，其中 3 种 APOE 变体都会扮演不同的角色。总之，e4 似乎能促进了 β 淀粉样蛋白的积累，而 e2 则能促进 β 淀粉样蛋白的清除，但 e3 没有起到太大的影响。APOE 似乎也在其他方面影响了这一局面，包括在创建和维持突触（允许信号通过的神经元之间的间隙）以及在造成大脑炎症中也会发挥作用。

一种理论认为 e4 通过干扰线粒体（细胞的电池）代谢葡萄糖的方式导致脑细胞死亡，从而使神经元缺乏能量。这就是所谓的"线粒体功能障碍"（mitochondrial dysfunction）假说。该假说的内容是：当感受到压力时，脑细胞会产生 APOE 蛋白，因为只有这种像流氓一样的变异基因有裂成碎片进入细胞核并损坏线粒体的习惯。在加州巴克研究所，拉姆·拉奥做了一项研究，表明 APOE e4 进入细胞核的能力（我们的 DNA 储存在细胞核里面，而 APOE 在正常情况下无权进入细胞核）也是形成 tau 缠结的关键原因。

拉奥说："在阿尔茨海默病中，tau 会经历一种叫作磷酸化

（phosphorylation）的变化。"这意味着它被一种小分子磷酸盐打上标记并且其行为特征被改变。"磷酸化发生得越是密集——我们称之为过度磷酸化（hyperphosphorylation）——其影响就越大。"在这种情况下，tau 对由微管（大脑的运输网络）构成的"火车轨道"的维系作用减弱，于是轨道塌陷。

拉奥说，通常情况下，标记 tau 的磷酸分子会被酶定期清除。"但是我们现在发现 APOE e4 实际上直接对去除磷酸盐的酶产生影响，让它变得功能异常，不能再发挥作用，从而造成你体内的 tau 开始积累。tau 的不断积聚，最终会造成微管分崩离析。"拉奥的研究还表明，在侵入细胞核后，APOE e4 附着在 DNA 上，控制着除 tau 之外的许多与阿尔茨海默病有关的基因开关。他说，这些基因包括控制雌激素水平的基因，这可能是女性特别容易患上痴呆症的原因。

然而，尽管我们付出了巨大的努力，并对试管、转基因老鼠模型和人体素材做了大量实验，但仍然什么也没弄清楚，也没有人知道其中到底哪个或哪些作用机制才可能最为重要。正如拉奥等人的研究所表明的那样，他们甚至不能达成一致意见，确定 APOE e4 是由于未尽本职工作，还是因为僭越本分，主动做了一些不该做的事情，结果才促进了阿尔茨海默病的发展。（APOE e4 闯入细胞发电站的想法被一些研究阿尔茨海默病的科学家给否定了。当我向一名研究员咨询这个问题时，他以嘲弄的口吻评论道："这听起来像是诡辩。说实话，我觉得加州的那些人脑子可能进水了！"）

虽然这场辩论听起来像是在吹毛求疵，其实情况并非如此。在寻找有效药物的过程中，搞清楚 APOE e4 扮演主动还是被动的角色至关重要。这就是它让人们争论得如此激烈的原因。

* * *

2009 年，罗塞斯在杜克大学的团队在 19 号染色体上紧挨着 APOE 的位置发现了另一个基因——TOMM40。他们声称它有时与 APOE 合作，有时单独行动，但都在阿尔茨海默病的发作中起到了一定作用。这个基因是一种蛋白质配方，而这种蛋白质负责制造通过线粒体外膜的通道，让各种对细胞电池功能有至关重要影响的分子可以通过。一些 TOMM40 的变体似乎扰乱了这一过程，抑制了线粒体产生能量的工作，从而为支持阿尔茨海默病的线粒体功能障碍假说提供了一些证据。

罗塞斯的实验室还发现，TOMM40 基因的某些变体可以通过与 APOE e3 的相互作用影响阿尔茨海默病的发病年龄，是的，我说的正是这种 APOE 变体，虽然人们通常认为它对阿尔茨海默病造成的风险可以忽略不计。然而，这个发现颇有争议。其他一些实验室，包括艾莉森·戈特（在上一章中，她是在詹宁斯家族中发现 APP 基因的研究人员之一）的实验室，无法重现罗塞斯的实验结果，因此他们也不相信 TOMM40 所具有的重要性。

不过，到了 2017 年年末，在南加州大学和英国曼彻斯特大学的一个联合项目中工作的科学家们找到了一个证据，可以表明：一些 TOMM40 变体本身可能是导致老年人记忆力丧失的风险因素。

鉴于人们仍然对 TOMM40 态度不一，所以南加州大学在发布的一篇新闻稿《阿尔茨海默病的基因是主犯还是从犯？》中公布了他们的发现，可能是有意挑衅公众的认知。

为了寻找与记忆相关的基因，科学家们通过两个长期研究项目，即美国健康和退休研究（US Health and Retirement Study）以及英国老龄化纵向研究（English Longitudinal Study of Ageing），挖掘了截至 2012 年的 20 年间人们所收集到的大量数据。作为常规数据收集的一部分，两项研究的参与者每两年都会接受口头测试，以评估他们的即时记忆能力和延迟记忆能力，同时他们的基因构成情况也记录在案。从符合年龄、性别和种族标准的大量候选人数据中挑选（他们选择的主要是拥有欧洲血统的人，以最大限度地减少他们整体调查结果中可能存在的种族偏见），加州和曼彻斯特的研究团队在项目开始时总共招募到近 14500 名年龄至少为 50 岁的人。科学家对来自人类基因组的 120 万个基因变体进行了测试。

尽管 APOE e4 无论就其本身而言，还是在与 TOMM40 协同作用的过程中，都确实凸显出了它的重要性，但在这一大堆数据中，对记忆影响最为突出的基因还是 TOMM40。科学家在报告中写道："我们的发现表明：人年过花甲之后，TOMM40 更会导致他们的语言学习能力下降。此外，我们的分析表明，除了 APOE e4 所起的作用之外，TOMM40 对人们在 60 岁之前的延迟记忆水平以及他们在 60 岁之后的即时记忆水平的下降都会产生独特的影响。"

南加州大学的卡罗尔·普雷斯科特（Carol Prescott）是参与该研究项目的 70 名科学家之一，她说："这项研究的结果提供了更多证据，表明记忆力下降的原因比我们之前想象的还要复杂。我们从中还发现了另一个问题，即在以前的研究中被认为是 APOE e4 引起的结果，到底有多少其实可能是由 TOMM40 或 TOMM40 和 APOE e4 的共同作用引起的？"

*　*　*

不管答案是什么，APOE 和 TOMM40 只是我们发现的越来越多的基因中的两个而已，而这些基因已经被发现能影响我们罹患痴呆症的可能性。其中，仅阿尔茨海默病就有25~30 个这样的基因，技术进步使得我们寻找这方面的基因变得更加容易。今天，数百个单独的基因组可以被测序并进行比较，并在几个月内就获得结果。伦敦的哈迪实验室是全世界致力于寻找痴呆症"全部"遗传因素的实验室之一。当他和他的遗传学家同事识别出这些令人不悦的基因时，其他人会跟进调查这些基因的具体作用。他们使用从单个脑细胞到果蝇在内的很多实验模型，甚至最近连"盘中大脑"（brains-in-a-dish）——从重新编程的皮肤细胞中培育出来的微小的脑组织束——都被派上了用场。

哈迪说，迄今为止，大多数被确定为具有导致散发型阿尔茨海默病的危险基因都属于"处理内务"的基因。"它们直接参与小胶质细胞的激活。小胶质细胞是大脑中的小细胞，其基本任务是清除所有碎片和受损的神经元。"有些突变抑制了这些基因的功能，"所以有这些基因变异的人只是不像在正常情况下那样清除损害成分罢了，但这就是生病的根本原因"。

但是这些易感基因会给我们带来多大的风险呢？如果我们就像越来越多的人所做的那样，对自己的基因组进行测序，结果发现自己身上携带了一个或几个致病的基因组，我们该有多担心呢？哈迪认为，每种基因只会发挥很小的作用。与家族性阿尔茨海默病的 3 个基因相比，即使是占主导地位的基因 APOE e4 也只会带来很小的影响。联系实际情况，他说："如果你只有一个 APOE e4 等位基因，你的风险就会增加 3 倍。而如果你身上还出现了淀粉样蛋白突变，那你就一定会得这种疾病。然而实际上，总的来说，患阿尔茨海默病的人是由于他们体内的 APOE 状态造成的，而不是基于其他任何原因，因为只有 15% 的人口身上出现了 e4 的等位基因。而这些 APP 发生基因突变的情况就像母鸡长牙齿一样罕见。"

美国各个大学的一群科学家和他们在瑞典的同事们一起合作，他们对如何才能更精确地量化散发型阿尔茨海默病的遗传风险很感兴趣。这支队伍在南加州大学心理学教授玛格丽特·加茨（Margaret Gatz）的带领下，用经典的方法来确立自己的研究，将遗传效应与我们生活中的其他变量区分开来，即以双胞胎为研究对象。这类研究对 DNA 百分之百相同的同卵双胞胎，以及 DNA 只有一半相同的异卵双胞胎进行比较，目的是想看看在一对双胞胎中，如果有一人患有某种特殊疾病，那么另外一人患病的概率有多大。

为了研究阿尔茨海默病，科学家们求助于瑞典双胞胎登记处。这是一个运转多年的庞大数据库，能给我们提供详细信息，其中就包括双胞胎之间可能受到的相同或不相同的环境影响。科学家们获得了一份 65 岁以上双胞胎的资料进行研究，并在 2006 年发表了他们的研究发现：双胞胎由于基因方面的原因而患阿尔茨海默病的风险在 58%~79%，并且基因对男性和女性的影响同样显著。研究人员还发现，基因似乎会影响痴呆症的发病年龄，患有阿尔茨海默病的双胞胎往往在同一年龄阶段发病。

　　然而，对瑞典双胞胎展开的研究并不能对阿尔茨海默病的遗传性下最后定论，因为其他一些研究又发现该病的遗传效应没有这么明显。但是不管真实的数字如何，其中传达出的信息却是明白无误的：除非在极少数情况下，基因并不能决定我们的命运。那么，导致这种疾病的还有其他哪些危险因素呢？

第 19 章

这是环境在作怪，笨蛋

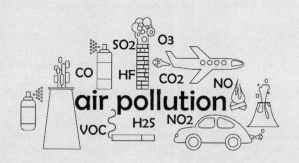

南加州大学的神经科学教授凯莱布·芬奇（Caleb Finch）说："我自己的感觉是，好吧，也许有一半的阿尔茨海默病是由环境因素引起的。"他被人称为"塔克"·芬奇，是衰老神经生物学领域中的一位元老。是的，在这方面他确实算得上是一个名副其实的开拓者。芬奇职业生涯中的大部分时间都是在大学里度过的。有一次，当我们一起坐在大学校园里吃午饭的时候，他告诉我：在1965年，他初次涉足自己的研究领域，然而当时这一领域还不受关注。

1959年，作为耶鲁大学的一名本科生，芬奇正在考虑进入发育生物学这个有着令人兴奋未来的新兴领域。他在耶鲁大学的导师之一、微生物学家卡尔·乌斯（Carl Woese）是一个了不起的人物，他发现了一组被称为"古生菌"（archaea）的微生物，这将彻底改变我们对生命之树的理解。这位导师提出，生命之树的另一端可能会给我们带来更大的挑战。"他给我的建议是，如果你真的想重新开始研究一个新的领域，为什么不考虑选择研究衰老现象呢？"芬奇回忆道。

"在读研究生的时候，我最终完成了关于衰老现象的博士论文，我觉得大脑在其中扮演了主要角色……在 1965 年，当我写出自己的毕业论文框架之后，我就做出了职业抉择——我决定将它作为将来奋斗一生的事业。"从那以后，没有任何事情能够动摇芬奇的决心，甚至连著名病毒学家佩顿·劳斯不屑一顾的言论也没有让他发生动摇。对于后者，你可能会有些印象，因为我们在前面章节曾介绍过他，知道他给伦纳德·海弗利克关于细胞在分裂过程中寿命有限的开创性发现大泼冷水。当芬奇在博士阶段公开谈论他对衰老大脑的研究情况时，他记得劳斯曾暗示他这样做是在浪费时间，毕竟每个人都知道衰老只会引发血管疾病和癌症而已。

如今已年近八旬的芬奇个子很高，身材瘦削，略显驼背，秃顶，留着浓密的灰胡子，但头脑灵活，对周围事物充满了好奇心。他以前的一位研究生在为《科学》杂志撰写的学者简介中描述他："看起来就像不食人间烟火的神仙，仿佛上周才从阿巴拉契亚山脉下来一样。"这最后一句评论很中肯，因为芬奇在业余时间是一名小提琴手，他于 1963 年与另一位同样身为发育生物学家的朋友埃里克·戴维森（Eric Davidson）一起创立了铁山弦乐队，而他自己也曾经是该弦乐队中的一名成员。他在小学时学过小号，22 岁时通过自学掌握了如何演奏传统的阿巴拉契亚小提琴。

在这两位科学家相遇之前，戴维森在位于纽约的研究生院为史密森国会图书馆（Smithsonian Library of Congress）收集来自北卡罗来纳州和弗吉尼亚州西南部的传统音乐。芬奇随后也加入了他的行列，每年花一周左右的时间到外面去采集音乐，并在他们沉重的旧式录音设备上进行转录。芬奇回忆说："你可能会走访一个小镇，走进当地的理发店，或者五金店，并问道：'在这里有谁会演奏老式的小提琴或班卓琴？'然后你一路找过去，到他们的家中拜访，听他们演奏并且录音。我们成立的乐队就是以这些音乐为基础，因此它在蓝草音乐之前就已经出现，算得上一支传统的阿巴拉契亚南部弦乐队。"芬奇在校园咖啡厅的莫顿湾无花果树下回忆往事时笑着说，当时在路上遇到的行人当中，很少有谁知道他们每天到底在做什么。就说话的工夫，他已经不知不觉地吃完了一盘汉堡和薯条。

作为一名科学家，芬奇的不同之处在于他研究的课题范围很广。他解释说："我所做的是勾勒出一个我在生物医学老年学领域很少有同行或同事所注意到的新领域，即造成衰老的环境因素，在我看来，这对人类来说，远比基因变异更为重要。"他认为，环境对衰老所造成的影响在很大程度上被人们忽视了，"因为这很难研究。你必须有一套完全不同的理论假设和思考方法，而这些不可能源于生物化学以及分子生物学中所使用的传统还原论。在我看来，对于这些问题，传统还原论虽然不失为一个很好的操作策略，但衰老现象却是一个处于前沿的研究领域"。

芬奇本人所获得的专业训练也与常人大不相同。作为耶鲁大学的一名本科生，他得以在新成立的生物物理学系中担任实验室助理。他回忆说："在那里，有一群才华横溢的物理学家走进了生物学领域，他们提出了一些别人没有问过的问题。这就是我职业起步的地方。我在职业生涯的早期阶段有幸遇到一些很棒的导师，他们教导我不要害怕提出让人心烦意乱的问题。"他说："他们的态度是'如果以前没有人做过，不要担心，这并不意味着这不值得做……留下那些文件……让我们以更宽阔的眼光来看一看在生活中到底发生了什么，才使它们具有不同于物理领域的表现'。这就是我所获得的专业训练。"

如今让芬奇感兴趣的是，在过去 200 年中，随着人类寿命的延长，衰老方面的疾病是如何发生变化的。他特别想知道我们的现代环境是否加剧了与衰老相关的疾病，而这些疾病在工业化出现之前的时代可能较为罕见。他与一群人类学家和生物医学科学家进行跨学科合作，一直在研究玻利维亚亚马孙河流域的茨曼人（Tsimane people）。这些茨曼人直到最近，还像以前一样狩猎、采集、捕鱼和耕种，在生活中享受不到现代医学或其他便利设施。"他们经常发炎。他们身上都有寄生虫。他们患有肺结核，由于每天辛苦劳作而经常生病。"芬奇说，"你可能以为，由于炎症会引发很多疾病，他们可能容易患心脏病，但事实并非如此。"

多年以来，在这项长期开展的"茨曼人健康和生命史项目"（Tsimane Health and Life History Project）之中，研究团队里的心脏病专家对数百名参与研究的茨曼人进行了 CT 扫描和心电图测试。他们发现，茨曼人出现动脉钙化的年龄比生活在现代社会的其他人要得多，因此，一个 80 岁的茨曼人的血管年龄通常与一个 50 多岁的美国人的血管年龄差不多。芬奇说："我们也对他们做了大脑成像扫描，发现他们在衰老过程中大脑灰质的损失率比生活在北美和欧洲地区的人们慢至少 50%。"

　　多年来人们还收集了大量关于亚马孙人认知功能的数据，从而开始揭示一些关于基因与环境相互作用的有趣证据。正如我们知道的那样，APOE e4 被认为是在工业化国家导致人们罹患阿尔茨海默病的风险最高的单一因素，但在经常感染寄生虫的茨曼人当中，这种基因似乎可以对他们的大脑提供保护。更重要的是，这种基因似乎在很早的年龄段就开始发挥作用：携带 APOE e4 基因拷贝的茨曼儿童通常比不携带 APOE e4 基因的儿童显得更聪明。这印证了那些在墨西哥城和巴西贫困社区对儿童进行研究所得到的结果：那些儿童特别容易受到感染，但携带 e4 变异基因的儿童似乎拥有更好的认知能力。

　　然而细菌和基因之间的关系以及这种关系对大脑所产生的影响很复杂。不受控制的寄生虫感染本身就会损害大脑，所以茨曼人如果体内不携带具有保护作用的 APOE e4 变体，那么无论老幼，都会变得很脆弱。在那些不知何故没有感染寄生虫，但体内又携带 APOE e4 基因的少数个体当中，这种变异基因的行为与它在现代社会中所表现出的趋势一样——它会增加人们智力衰退的风险。芬奇说，这些发现提供了一个合理的解释，即为什么一种被认为很糟糕的基因变异没有被自然选择所淘汰，反而会一直存在于人类群体当中：它对那些生活在工业化前几千年时间里的人类产生了积极作用，因为他们与大量入侵生物有着密切接触。从他们身上，我们也可以找出线索，解释前文所提到的 APOE e4 作用为什么在不同种族中存在差异。

　　在巴克研究所研究 APOE 的神经学家拉姆·拉奥回顾了穴居

人的起源。就为什么在人类中持续存在有害的 e4 变异基因，他赞同芬奇的解释。"这是一个伟大的故事，"他说起来热情洋溢，"APOE 会引起炎症。事实上穴居人总是在寻找食物。他们没有鞋子、袜子和拖鞋。穴居人在光秃秃的地上行走，有时还要爬树。他必须走上好几英里，才能找到一份合适的猎物，并把它带回家去。在所有这些生活过程当中，他们会被感染，身体（因割伤和摩擦而）流血。然后，如果他们没有获得猎物，就不得不在忍饥挨饿的情况下坚持很长的时间。所有这些都要求他们保持活力，而 APOE 可以起到这方面的作用。所以 APOE 给他们带来福音……它能防止感染在体内传播。"

"现在同样一个穴居人，享受着所有的医疗保障手段，寿命超过了 50 岁，并且开始穿鞋子、裤子和衬衫，吃各种对身体不好的食物，但身体里的 APOE e4 却不知道自己该怎么做，变得有些困惑。这种具有善恶双重性格的基因现在开始暴露出先前隐藏起来的邪恶嘴脸。于是，同样的 APOE e4 变成了引发炎症的罪魁祸首。炎症最初是身体维护健康的手段，但现在，随着年龄的增长，这种发炎的情况会导致身体功能出现异常。"

但是，在亚马孙人大脑深处的细胞层面上，基因和细菌之间到底具有什么关系？研究人员基于对野外丛林旅行中所获大量数据所做的仔细研究，提出一种理论，即 APOE e4 通过两种可能的机制对茨曼人提供保护：一是中和并清除他们体内的寄生虫；二是通过改变大脑中胆固醇的代谢来减轻寄生虫感染所带来的影响。但提出理论只是一个开始；我们后面面临的巨大挑战是如何对其进行确认或驳斥，并详细解释其中的作用机制。

＊＊＊

　　这项在工业化前人群中开展的研究项目可以提供诱人的证据，证明环境在我们大脑老化过程中所起的作用。但是，既然现代社会已经采取了很多防虫防菌措施，哪里还会有什么环境威胁？但是芬奇指出，现代社会中存在许多潜在的威胁因素，而他目前主要关注的是空气污染。我们在这里讨论的是直径不超过 2.5 微米（约比人类头发的直径还小 30 倍）的超细颗粒。它们被称为 PM2.5（particulate matter 2.5，"颗粒物质 2.5"的简写），它们产自化石燃料燃烧，主要通过发电站以及机动车的排气管排放到大气之中。其中含有很多有害物质，如硫酸盐、硝酸盐、碳氢化合物及重金属，包括铅、镍、汞……经过一段时间的研究之后，已经有越来越多的证据表明空气污染会损害大脑。

　　例如，在 21 世纪初，世界卫生组织认定墨西哥城是地球上烟雾污染最为严重的地区之一，于是墨西哥城的研究人员开始监测空气污染对犬类所产生的影响，因为狗与人类居住的环境条件一样，这样他们就可以了解空气污染可能对城市居民产生的伤害情况。根据研究小组组长莉莲·卡尔德龙－加西杜埃尼亚斯博士（Dr Lilian Calderón-Garcidueñas）的说法，生活在墨西哥城的居民向他们报告了当地的狗出现了行为异常的迹象，例如，睡眠模式改变以及不停吠叫等。一些养狗的人们告诉研究人员，有时他们的狗变得似乎连自己的主人也辨认不出来。研究人员对这些狗进行密切监测，并对死去的狗的大脑进行了检查，发现它们的大脑出现了 β 淀粉样蛋白的堆积、斑块和其他类似于人类阿尔茨海默病的病理组织，其中包括死亡的神经元。2003 年，研究人员在《毒性学病理学》期刊上发表了一篇报告。在最后一段中，他们写道："这些来自犬科动物的发现具有充分的规模和临床意义，足以让人担心类似的病理学现象可能会在居住于大城市地区的人类，或在因野外火灾、自然灾害或战争事件而接触大量颗粒物的人类当中加速发生。阿尔茨海默病等神经退行性疾病可能与空气污染有关。"

最近的一些研究表明，在美国和其他地方，老年人的智力衰退与接触细颗粒污染物之间存在联系。芬奇和他的同事一直致力于研究一个项目，该项目将人类流行病学研究与针对老鼠和细胞培养物的实验相结合，努力搜集大量间接证据，以证明它们之间存在因果关系。他们着手回答 3 个宽泛的问题：如果老年人生活在空气中PM2.5 浓度高的地方，他们患痴呆症的风险会增加吗？那些携带APOE e4 基因的人对这些污染物的影响更敏感吗？在实验室的受控条件下，可否把来自人类身上的这些发现在携带 APOE 基因的老鼠身上复制？他们认为，如果这 3 个问题的答案都是肯定的，那"它将有助于揭示人类大脑中潜在的作用机制"。

对于该项目中以人类为研究对象的那部分工作，芬奇和他在南加州大学的同事、流行病学家陈居泉（Jiu-Chiuan Chen）一起，与北卡罗来纳州威克森林大学医学院的研究人员合作，因为他们开展了"妇女健康倡议记忆研究"（Women's Health Initiative

Memory Study，简称为 WHIMS）。这些研究人员从数据库中选取了 3647 名女性作为样本，这些女性从 20 世纪 90 年代末开始接受这项研究，在招募时年龄在 65~79 岁，并且没有显示出存在任何智力障碍的迹象。这些妇女来自美国各地。对于所有的参与者，WHIMS 都有关于她们的详细信息，包括她们的身体特征、临床病史、生活方式、行为举止以及基因特征，而最后这种信息尤为重要，因为它可以揭示她们体内的 APOE 状态。南加州大学的研究团队利用这一丰富的资源和从美国环境保护署收集的空气质量数据，建立了一个数学模型，使他们能够评估在 2010 年之前的 10 年间，不同地点每天的室外 PM2.5 水平，从而统计研究的女性是否可能接触到这些有害污染物。

当所有谜团都解开之后，研究人员发现，那些生活在空气污染水平经常超过国家安全标准的地方的妇女，和那些生活在污染较轻的环境中的妇女比较起来，其智力衰退的速度要快得多，而且前者患痴呆症（包括阿尔茨海默病）的可能性几乎是后者的 2 倍。此外，携带 APOE e4 基因的妇女患病的风险比携带该基因其他变体的妇女要高出 2~3 倍。芬奇评论说："如果我们的研究结果适用于普通人群，那么周围空气中的微细颗粒物污染可能是 1/5 的痴呆症患者的致病因素。"

回到实验室之后，芬奇和他的团队让被改造成携带人类 APOE 基因变体的老鼠接触剂量经过精心控制的超细污染物 PM2.5，这些污染物是从穿越南加州大学校园公路的机动车交通中收集到的。他们的这个项目是与南加州大学工程学院的康斯坦蒂诺斯·苏塔斯

（Constantinos Sioutas）合作开展的。苏塔斯设计了一种复杂的管道和过滤器装置，能够捕捉汽车尾气，并将其储存在悬浮液之中。然后他们可以把悬浮液重新雾化，以便在实验室让老鼠生活在这样的污染环境中。"这种方法，总比把老鼠关在笼子里并放在高速公路附近要好得多，对吧？"芬奇说道。

在为期 15 周的时间里，一半的老鼠平均一周 3 天，每天都要暴露在废气中生活 5 小时。另一半，也就是对照组的老鼠，则可以呼吸干净的空气。然后，他们把所有老鼠都弄死，并对它们的大脑进行检查和对比。研究人员发现了大量由脑免疫系统中负责清理的小胶质细胞所引起的炎症，而这些小胶质细胞被激活之后，可以处理入侵的微粒。他们还发现，小胶质细胞释放出一种叫作 TNF-α（肿瘤坏死因子）的高浓度炎性分子，这种分子通常在阿尔茨海默病患者的大脑中浓度升高，会导致失忆。与莉莲·卡尔德龙-加西杜埃尼亚斯在墨西哥城对犬类展开的研究一样，芬奇的研究小组也在暴露于污染环境中的老鼠的大脑中发现了过度积累的 β 淀粉样蛋白。为了在分子水平上进行更准确的分析，他们在实验室培养皿中分别培养了一些来自大脑免疫系统的细胞，并将它们暴露在废气当中。

芬奇在南加州大学发布的新闻稿中说："我们现在了解到，化石燃料产生的颗粒物通过鼻子直接进入大脑，也可以通过肺部进入体内循环。这些颗粒物最终会引起炎症反应，从而增加我们患阿尔茨海默病的风险，并且还会让患病过程本身加速发展。"此外，他还指出，通过在实验室对转基因老鼠的研究，"我们能够明确地表明，暴露于空气污染中会增加大脑淀粉样蛋白的水平，并且这在携带人类阿尔茨海默病风险因子 APOE e4 的老鼠身上，表现得更加明显"。

我们的大脑被一种称为血脑屏障的东西所保护，从而不会让微生物和其他有害物质进入血液循环。血脑屏障是一种紧密包裹在脑血管壁上的半渗透性内皮细胞层。但我们知道，芬奇说，在携带 APOE e4 基因变体的患者身上，血脑屏障比在正常情况下更容易发生渗透，从而让他们吸入的超细颗粒物进入大脑的机会增加。直接通过鼻子进入大脑的超细颗粒物沿着嗅觉神经运动，而嗅觉神经让我们产生嗅觉，它与储存记忆的海马体连接。

自从生物获得了能够立即闻到气味，从而能够从周围环境中获得信息这种对物种生存至关重要的能力，作用起始于鼻腔的嗅觉神经就成了血脑屏障中存在的唯一一个天然破绽。犬类的嗅觉比我们人类灵敏得多，但卡尔·德龙－加西杜埃尼亚斯在对墨西哥城的研究中发现：它们从鼻子到大脑的嗅觉系统受到了广泛的损害。有趣的是，最近已经发现无法嗅到某些气味也是出现阿尔茨海默病的早期征兆，而其中的主要机制似乎是由于堆积的 β 淀粉样蛋白杀死了嗅觉神经细胞。

在南加州大学，芬奇对吸烟如何影响空气污染也非常感兴趣，而这值得我们对它的背景稍做介绍。长期以来，人们认为吸烟会增加罹患心血管疾病和癌症的风险。但直到 2010 年，吸烟与痴呆症之间的关系一直备受争议：一些研究表明吸烟确实增加了患病风险，而另一些研究则没有发现影响，甚至有人还说患病的风险实际上降低了。然后在 2010 年，加州大学旧金山分校的珍妮·卡塔尔多（Janine Cataldo）和她的同事发表了一篇论文，描述了她们如何针对 1984 年至 2009 年为解决这个问题而开展的 43 项具有原创精神的国际研究，系统地分析它们的设计原理、研究方法及发现成果。值得注意的是，为了尽量消除研究结果中存在的潜在的利益冲突，他们还研究了相关科学家获得的资金资助以及他们所在工作部门之间的隶属关系，令人惊讶的是，这一点似乎被发表这些报告的期刊忽略了。烟草业对吸烟引起癌症的证据大加诋毁，任何人只要对此略有所闻，那么对于卡塔尔多和她的同事的发现就一点儿也不会感到奇怪：在所有关于阿尔茨海默病的证据中，都能看到烟草公司施加了影响。

因此，找出烟草公司支持哪些研究项目和哪些科学家就变成了一项重要的侦查工作。它涉及对一大堆保留在传统烟草文献库中的内部文件进行拉网式搜索，而这些文件先前处于保密状态，后来之所以被迫开放，是因为一些顾客因吸烟造成的个人损害和死亡而愤恨不已，于是提起诉讼。研究人员发现，纳入他们元分析（meta-analysis）[1] 的 43 项研究当中，有 11 项是由与大烟草公司有关系的科学家展开的，并且其中只有 3 项披露了他们之间所存在的这层关系。11 项研究中没有一项发现吸烟者患阿尔茨海默病的风险增加，事实上，其中 8 项研究甚至表明患阿尔茨海默病的风险降低了，而

1　统计学上来说，元分析是指将多个研究结果整合在一起的统计方法。就用途而言，它是文献回顾的新方法。文献回顾的传统方法是叙事式的，由作者自行挑选觉得重要的前人研究，当各研究结论冲突时，由作者自行判断哪一种结论较具价值。——编者注

其他研究则没有发现二者之间存在明显影响。然而，在调整了烟草行业支持的研究中所出现的偏见以及其他一些因素（如研究设计方案）之后，卡塔尔多和她的团队得出的结论是："吸烟并不能预防阿尔茨海默病。"事实上，她们手头所掌握的数据反而表明，"吸烟是导致阿尔茨海默病的一个具有实质影响的重要危险因素"。

那么这些数据对于一个吸烟者来说意味着什么呢？这显然取决于一个人一天抽多少支烟，他（或她）抽了多长时间，他们的遗传背景以及许多其他变量。然而，世界卫生组织2014年发布的一份情况说明书援引了来自世界各地的一些研究，这些研究估计吸烟让患病的风险增加了59%~79%。此外，世卫组织估计，全球约有14%的阿尔茨海默病患者"可能归咎于"吸烟。

芬奇说，烟草有许多不同的机制，通过这些机制，它可以增加或加速让人患心血管疾病和癌症的风险。但是对大脑的影响呢？他正在探索吸烟与空气污染对其造成的交叉影响，研究它们的作用机制在多大程度上相同，以及这两种空气污染状态是否协同作用，使人们患阿尔茨海默病的风险出现叠加效应。从目前掌握的证据来看，他说："我得出的结论是，在这种组合中还存在着另一种伤害，而这种伤害并没有得到广泛的重视，我们也没有一种现成的机制可以对其进行解释。"

"从另一个角度来看……在人口素质高的一些国家，吸烟人数正被压缩到占成年人比例的10%~15%。但是，对于每个成年吸烟者而言，他们大都和其他人住在一起，接触二手烟的家庭在所有家庭中所占的比例可能接近40%~50%。因此，即使一个人在家里不吸烟（他们的人数占世界人口的1/3），但如果不幸生活在吸烟的高污染区，也会受到连累。"

芬奇说，在现代社会，为了判断人们患阿尔茨海默病的风险，各种各样的空气污染——无论是吸烟、烟雾还是任何涉及吸入纳米级别颗粒的污染——在研究中都变成了一个新的前沿领域。他在自己的研究中提出了一些重要的问题，并渴望找出它们的答案。例如，空气污染会引发或仅仅只是加速阿尔茨海默病的发展吗？他对女性的广泛研究结果是否也同样适用于男性？

* * *

痴呆症这种"恐怖杀手"如今是人们最担心在衰老之后会出现的问题，主要是因为它至今仍然是如此为所欲为，如此冷酷无情，对患者的个人生活如此具有毁灭性。但是，自从奥古斯特·德特尔被带去看心理医生以来的一个多世纪里，痴呆症的治疗前景又发展得怎么样了呢？巴克研究所1999年的创始主任、执业医生兼神经科医生戴尔·布里德森（Dale Bredesen）说："我认为这里存在一个极大的机会，可以大大减轻全球痴呆症的负担。"

为什么布里德森会如此乐观？在接下来的几章中，我将探讨今天治疗阿尔茨海默病的前景。我们也会看看，对衰老进行的其他方面的研究，从缩短的端粒、衰老的细胞和紊乱的免疫系统，到某些基因所表现出的善恶两面性，以及自由基的破坏作用，在实践中会有哪些发展前途。此外，我们还需要采取什么措施，才可以减缓人类自身的衰老过程，或让它得到显著改善？

第 20 章

要治疗的是人，而不是疾病

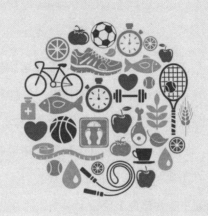

　　"我们现在开始对衰老疾病所涉及的生物学原理有所了解了，因为我们相信，只有通过理解这方面的知识，我们才能最终得到治疗，"约翰·哈迪有点儿沮丧地说道，"但是就像有人对我说的那样：'很久以前，你们这些科学家就给我们承诺说明天会有突破，但到现在都还没有实现。'这话让我无言以对。"

　　当时我和哈迪正坐在他位于伦敦大学学院的办公室里。就在几天以前，大型制药公司礼来（Eli Lilly）宣布他们的抗淀粉样蛋白药物茄尼醇单抗（solanezumab）在临床试验中已经失败。对于病人和科学家来说，这只是在一系列令人失望的事件中所遭受的最新打击而已：20多年来，根据淀粉样蛋白来寻求对阿尔茨海默病进行治疗或预防所付出的努力，几乎没有取得任何成果。虽然我们已经开发出利用免疫系统清除大脑中的黏性物质或首先阻止其积聚的药物，但其中大多数药物对患者也没有产生明显益处，即使它们没有在早期试验中因安全原因而被淘汰。

　　那么抗淀粉样蛋白药物茄尼醇单抗在临床试验中的失败，是否表明制药公司的研发思路出了问题？然而哈迪认为："有些人肯定会这么认为。但是恰恰相反，我觉得制药公司在这方面的研发力度还不够大！"鉴于这种有缺陷的蛋白质早在患者表现出痴呆症状之前的几年甚至几十年就已经开始在他们的体内积累，"因此我怀疑新药之所以失败，是因为他们给药太晚了。这就是我分析出的失败原因"。此外，"塔克"·芬奇也不认为抗淀粉样蛋白药物在临床试验中反复失败就完全否认了蛋白斑块和缠结在阿尔茨海默病中所起的重要作用，相反，他认为这只是反映出"从理解疾病的生化机制到研发出有效药物"的过程中存在巨大的技术难度。

　　另一种抗淀粉样蛋白药物 crenezumab 仍处于试验阶段，试验对象是哥伦比亚农村地区一些生活贫困的农民大家庭的成员，因为早发型阿尔茨海默病基因"早老素 1"已经在这个大家庭中传递了 300 多年。他们共有 5000 多名成员，是世界上已知的最大的一个家族性阿尔茨海默病患者群体。这种致命基因的携带者通常在 45 岁左右开始表现出智力衰退的迹象，并在 50 岁时完全失去语言能力，于是只能在痴呆阴影的笼罩下生活。这项试验给那些患者家庭带来了一丝可能逃离这种在当地称为"la bobera"（"愚蠢"）的疾病折磨的希望，其治疗方法是给那些虽然遗传了这种致病基因，但通常要在好几年之后才表现出患病症状的农民服用 crenezumab（或安慰剂）。该试验预计持续 5 年的时间，大约在 2021 年结束。但迄今为止，如此多抗淀粉样蛋白药物都遭遇失败，导致阿尔茨海默病被人们称为"希望终结者"，并让制药巨头辉瑞公司在 2017 年宣布不再继续痴呆症以及神经科学领域的数千个相关研究任务，以此抽出资金投入更有前途的药物研发事业。

然而，除了大型制药公司一直担当开发治疗阿尔茨海默病药物的主力军之外，其他公司也一直在寻找别的解决方案。"这是一种复杂的疾病。你不能用一颗药丸——一颗小药丸——来治疗大脑中的这种慢性疾病……我们不可能用药丸来改善这种疾病。"巴克研究所的拉姆·拉奥信心满满地告诉我，"但国家卫生研究院却把所有资金都用来开发药物。如果你谈论采用药片以外的其他任何方法，他们会说：'不，不行，那是行不通的。那不是传统的西医手段。'"

拉奥在印度长大，在那里他获得了神经科学博士学位，然后以访问学者的身份前往美国，在梅奥诊所医学院做博士后。在那里，他继续研究大脑的化学信号物质——神经传递素（neurotransmitter），后来他搬到了位于加州的巴克研究所，由该研究所的第一任主席、神经学家戴尔·布里德森亲自任命，成为该研究所中最早的成员之一。曾经有一段时间，拉奥的妻子出现一些健康问题，并且症状无法缓解。最终她对西医失去信心，于是决定向一个印度的阿育吠陀（Ayurveda）医生，即学习古代印度医学的从业者求助。阿育吠陀采用整体疗法，这意味着它重视患者的所有方面——包括她的身体、头脑、精神和情感，而不是只关注某个患病的器官或身体部位。

在第一次和医生见面之前，拉奥陪同妻子去了萨克拉门托，在21世纪初美国为数不多的一个阿育吠陀医院会见了那名医生。经过与这对夫妇长时间的讨论，该医生建议拉奥亲自学习印度吠陀的治疗方法。"我说不，不……我是西方人，我学习生物化学，我绝对不会自己学习阿育吠陀的治疗方法。"但是当一个培训项目在离巴克不远的旧金山开始举办时，拉奥还是被说服去参加了培训课程，而这改变了他以后的生活。

拉奥仍然是一个纯粹的科学家，在实验室专注于研究阿尔茨海默病的细节情况，以及那些在细胞中发生的事情。但如今，他也成了一名阿育吠陀从业者，就像"塔克"·芬奇一样，他相信应当从更宏观的角度来考察：在患上痴呆症之后，患者整个人会发生什么变化。他解释说："例如，这里我看到的是 APOE e4，一种很小的单个分子。但是现在我要做的是退后一步，并说：好吧，既然它具有这么多功能，那么我怎样才能对它进行全面治疗呢？"

他主要关心减少大脑中的慢性炎症，并且特别关注肠道在这种情况下所发挥的作用。他认为，肠道渗漏虽然在一般情况下是让有益菌进入血液，因为这些细菌在血液中会被视为入侵者，从而让免疫系统保持活力，但肠道渗漏无论对大脑还是身体其他部分来说，都会带来问题。各种因素都会削弱肠壁，其中包括不良或不稳定的饮食习惯及工作压力等。拉奥说，这 3 种因素加在一起对我们尤其有害，因为它们会破坏我们的消化系统，并对我们大脑的生物化学产生连锁反应，这意味着我们吃什么、什么时候吃以及如何吃对大脑健康至关重要。他说："我谈论的大部分内容都不能像变魔术一样，只是眼花缭乱但让人不明就里。相反，我得先把两件事物联系起来思考，然后通过研究找出证据来进行证明。我知道印度阿育吠陀的理念，我也知道西方的医学理念，我知道它们可以相互借鉴，但是现在，为了让别人相信，我需要进行研究找出证据，这就是我目前在做的工作。"

　　拉奥力图在两种系统之间进行调和。他指出，现代科学正在验证印度传统医学的一些核心实践。除了注重饮食习惯以保持肠道健康之外，阿育吠陀的核心内容还包括借助瑜伽和冥想而进行减压的治疗策略。阿育吠陀还强调能直接通过鼻子吸入药物（称为"Nasya"）。他说，传统从医者一直在没有科学证据的情况下使用这种直接通向大脑的途径。"现在大型制药公司正在考虑通过鼻子将单个分子送入大脑。"

　　苏珊妮·克拉夫特（Suzanne Craft）在西雅图华盛顿大学领导的一个研究小组在 2012 年发表了一篇论文，其中描述了研究人员为了治疗患有早期阿尔茨海默病或轻度认知障碍（这被认为是出现痴呆症的先兆）的患者，通过鼻腔给他们输送胰岛素的实验。阿尔茨海默病有时被称为"大脑糖尿病"，因为缺乏胰岛素或对胰岛素产生耐受反应，以及随之而来的无法有效代谢葡萄糖从而无法为细胞提供能量，是其中的常见特征。但是以常规方式给没有患糖尿病的老年人注射胰岛素，通常会出现血糖水平骤降的严重副作用。然而研究人员发现，胰岛素通过鼻子直接运输给饥饿的神经元，显著改善了研究中所有参与者的记忆、思维和学习能力，而对照组中接受安慰剂的老年人的大脑则继续恶化。受第一批人体试验结果的鼓舞，研究人员提出，这可能是稳定或减缓阿尔茨海默病进展的有效策略，可以在出现太多脑细胞死亡之前增加脑细胞的能量输出。

　　戴尔·布里德森率先提出改变治疗模式，从而减轻全球范围内治疗痴呆症所带来的负担。布里德森是一名训练有素的临床神经学家，同时也是一名杰出的研究科学家，曾经从最基础的层面摸索出大脑出错的机制。自 2012 年以来，他一直尝试以一种新颖的方式来治疗病人。他从这样一个前提出发，即尽管阿尔茨海默病的决定性标志——斑块和缠结——具有决定性作用，但它们绝不是疾病的原因；相反，它们是对大脑出现一些损伤之后所产生的保护性反应，如缺乏重要营养、被微生物侵入、暴露于有毒物质或者这些条件复合出现……

几十年来，β 淀粉样蛋白一直被认为是在扮演反面角色，但近年来它又被证明具有抗菌性。布里德森说，阿尔茨海默病发作的真相是：大脑实际上是在试图保护自己免受伤害。"A-beta 有点儿像凝固汽油弹，"他解释说，"如果有人要越过你的领土边界，你肯定会试图杀死他们。但是这样做，你就释放出某种有毒物质，减少了自己的耕地，所以你现在只能生活在一个更小的国家里面。"这个耸人听闻的类比是特意用来引起人们重视的，因为他认为在阿尔茨海默病患者的大脑中发生变化的实质是"他们在试图杀死入侵者时缩小了自己的整个防护网络"。换句话说，在试图保护大脑的过程中，大脑的某些区域沦为了废墟。

仅仅清除淀粉样蛋白或 tau 蛋白这两种反应物质，也就是上面这个比喻中的凝固汽油弹，并不能真正解决问题。重要的是识别和处理最初对大脑造成损害的因素，因为正是这种因素的存在，才促成了后面的这两种反应。因此布里德森对新来病人做的第一件事就是做很多测试；他要采集患者的血样并安排他们进行一系列扫描，从而对病人身体重要系统的大致情况有所了解。这些测试监测患者的消化系统、微生物群（在患者肠道和鼻子中发现的细菌群落，他们可以在一定程度上与之和谐共存）、DNA（特别注意它们的APOE 状态）、是否曾暴露于有毒环境（例如吸烟和空气污染）、体内的炎症标记物及激素平衡。布雷迪森在硅谷健康研究所介绍他的项目时说，总而言之，"这种病有一百多个不同的决定因素，而知道患者的身体情况总会对医生有所帮助。尤其有必要了解病人体内的 APOE 状态，因为这确实关系到你如何对他们采取治疗方案"。

对于大多数去看医生的患者来说，一旦得知真相可能会失去理智，所以他们允许医生对自己的健康进行如此彻底的评估的机会几乎为零。布里德森说："在神经系统领域工作的人有一种感觉，他们认为阿尔茨海默病与你身体其他部位发生的一切情况都完全不相干，但我认为这种想法实在太不合乎情理了。"他进行的一系列测试产生了如此丰富的信息，以至于他必须使用计算机来准确分析病人身上发生的情况，这样有利于让他针对患者个体采取量身定制的治疗方案，从而剔除所有不合适的治疗内容。为了解释他的这种整体疗法，他将其类比为一个满是孔洞的屋顶，在这种情况下，如果我们要挡雨，就必须把所有孔洞都进行修补。"如果你想帮助自己……如果你服用一种治疗阿尔茨海默病的药物，它会修补一个洞；然而无论它把这个洞修补得多么漂亮，也只是补好了一个洞而已。所以我们想修补所有的洞，这方面的好消息是：我们可以把所有的洞都修补好。"他在硅谷的演讲中向听众这样保证。

从最基本的角度来说，布里德森认为阿尔茨海默病是由两个相反过程之间出现不平衡关系而引起的。这两个相反过程赋予大脑以"可塑性"，也就是说，当我们经历从婴儿期到成年期以及更远的生活阶段时，大脑能够不断地改变内部联系并重新布线。成人大脑中的每个神经元都有 1 万 ~1.5 万个突触，或者说是与其他神经元之间的连接。这些突触都在不断地被构建、维护和修复，以及通过彼此互补的"突触形成"（synaptoblastic）和"突触消亡"（synaptoclastic）过程而得以修剪和重塑。他为病人设计的治疗方案试图对涉及这两个过程的各种因素进行调整。其中包括：饮食说明——吃什么（大量水果、蔬菜和非养殖鱼类）和尽可能不吃什么（例如面筋、精制白面、糖、加工食品和红肉）；大量维生素和其他膳食补充剂；定期锻炼；建议每晚睡眠 7~8 小时；限定两餐之间禁食的时间（特别是晚餐和就寝时间之间至少间隔 3 小时，早餐前间隔 12 小时）；进行瑜伽和冥想等减压活动；以及通过心理锻炼和游戏来刺激大脑等。

布里德森承认，这种疗法不容易坚持，因为需要患者长期保持一些严肃的生活方式并养成定时服药的习惯。他显然已经在那些按照他处方上的大部分内容坚持治疗的病人身上取得了成功。他举了一个 67 岁的女患者的例子，事实上是他的第一个客户——"零号病人"。她的母亲在 60 多岁时患上了阿尔茨海默病，并死于这种疾病。当她因担心记忆力丧失而去全科医生那里咨询时，医生告诉她可能会遭遇同样的命运。这位患者告诉布里德森，开车时她会迷失方向，甚至在以前非常熟悉的路线上，她也常常不记得该在哪里下道。她分不清自己宠物的名字，甚至忘记家中电灯开关的位置。并且她很快就失去了工作能力，她原本从事一份要求很高的工作，包括为政府收集和分析数据、经常出国旅行以及撰写报告……布里德森说，她再也不能处理这些数据了，事实上，她在来他的诊所之前一直在考虑自杀。然而，在布里德森刚刚对她治疗 3 个月之后，她打电话来说，感觉自己的情况比以前好多了，不但可以全职工作，而且还能应付自如。还有一个病人在刚开始采取治疗方案之前感觉自己总是走神，但后来她告诉布里德森，她已经能够重新和自己的几个孙子讨论未来可能发生的事情了。

布里德森的病例中包含了许多这样的例子，但是，根据神经学家"塔克"·芬奇所说，布里德森自己也承认：迄今为止，证明他的治疗方法有效的证据大多来源于病人的口碑。芬奇指出，我们迫切需要大规模进行一些精心构建的试验，从而找到淀粉样蛋白和 tau 蛋白出现"前后"的病理图像等客观数据，以及其他方面的一些证据。

然而，虽然芬奇比大多数科学家对另辟蹊径持更加开明的态度，但布里德森仍然面临许多主流神经科学家的强烈抵制。他告诉我说："我在国家衰老委员会任职，我们发表了 220 多篇论文，我们争取到了数百万美元的科研经费。"然而，"一旦我们开始发表不同的观点，虽然我们的想法实际上能够给人类带来改变……哦，我的天哪，如果我的生活完全依赖于此，我就不能得到任何资助了！我们被他们视为一种异类。然而，到目前为止，我们所做的一切都只是想让人类生活变得更加美好"。

布里德森认为，其他科学家对他的想法产生敌意的原因是"我们真的完全改变了治疗模式，就好像我们在说，看，你们这帮家伙搞错了。这不是关于该病是否会产生 A-beta 这种有毒肽的问题，这是面对各种非难要做出何种回应的问题"。布里德森解释说，他自己改变治疗模式的原因是对人们在治疗阿尔茨海默病方面取得的进展太缓慢而心生失望，人们经过几十年的长期实验，终于弄清了痴呆症的遗传基础，揭示了阿尔茨海默病的基本特征，但在这两点之间却留下了一条巨大的理解鸿沟。在试图填平这个巨大的鸿沟时，布里德森和拉姆·拉奥一样，开始在古代印度的阿育吠陀和中国的中医传统中看到智慧，它们对待疾病的整体观点能够对西方分子生物学还原论形成一种互补平衡。

　　"我要说'啊哈'的时刻到来了。当我们在自己的实验室中研究淀粉样前体蛋白的通信方式时，我们可以看到它实际上是作为一个分子开关而发挥作用——你可以把它推向一个方向，你也可以把它推向另一个方向……你知道，这样就可以制造突触、重组突触了。这时我们意识到，好吧，我们要看看推动这个开关向各个方向移动的所有东西。"布里德森也意识到这种方法是阿育吠陀医学的核心所在。他告诉我："当我在医学院的时候，我认为这只是几千年前的事情，因为人们当时不知道还有更好的东西，所以它真的应该没有多大影响。但是我现在意识到，不，它产生了巨大的影响！那些古人的治疗方法是完全正确的。"布里德森指出，未来的任务是"说服我们的神经科医生，这些神经退行性疾病是在神经读出（neurological read-outs）方面存在的系统性问题，它们不是孤立的大脑问题"。目前正在进行的两项小型临床试验旨在实现这一点，并挑战目前我们对痴呆症几乎无能为力的想法。

* * *

我们一直在关注阿尔茨海默病，认为它是比衰老本身更可怕的表现之一。当然，关于如何减轻其他许多衰老症状的研究也在进行之中。但是在最后一章，我们想退后一步，从而拥有更宽阔的视野，因为衰老科学的最终目的是找到一种治疗衰老的方法。

第 21 章

对衰老的研究——从实验到生活

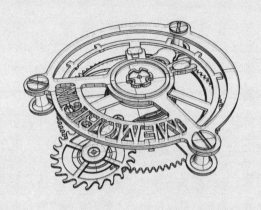

你可能已经听说了一条消息：吃黑巧克力有益健康。而另一条关于红酒的消息则能给著名的"法国悖论"提供答案，即为什么法国人尽管（明显）喜欢享受美食，但心脏病发病率却如此之低？这两条消息背后的"神秘"成分其实是白藜芦醇（resveratrol），一种从许多植物——特别是红葡萄、蓝莓、桑葚、卡百利和花生——中天然提取的化合物，可以抵御侵入体内的微生物和真菌。

关于巧克力和红酒的这两种说法都是在城市人群中十分流行的神话，因为你首先必须胡吃海塞弄坏自己的胃口，才能保证摄入的白藜芦醇达到有益健康的剂量。然而，白藜芦醇是中国和日本传统医学中的一种成分，研究人员从 20 世纪 90 年代初就开始对它产生了兴趣，当时美国康奈尔大学的两位植物科学家首次提出，白藜芦醇可能是让法国人保持心脏健康的重要因素，于是媒体对此大肆宣传，鼓吹人们在饮食方面如果稍微放纵一下，反而有益自己的健康。

尽管他们只是大肆进行商业宣传而已，但还是有效地吸引了科学家们的兴趣。于是世界各地的实验室都对此展开研究，他们很快就发现白藜芦醇可以延长包括酵母、果蝇、蠕虫、老鼠和鱼在内的诸多模型生物的寿命。这种化合物因其在人体内具有潜在的抗癌和抗氧化特性，并且能对新陈代谢、大脑血流量（当然还包括心脏）产生影响而成为人们广泛研究的对象。曾经有一名研究人员以酵母作为实验对象，但研究结果让他如此振奋，以至于他自己开始服用白藜芦醇补充剂，甚至把它推荐给自己的家人服用。在 2004 年，他还成立了一家小型生物技术公司，开发基于白藜芦醇的药物，以预防多种与年龄相关的疾病，并希望延长人类的寿命。这家名为 Sirtris 的公司于 2008 年被葛兰素史克公司收购。但在临床试验中，一些人出现恶心、腹泻和肾脏问题，加上相关研究没有取得进展、人们对该化合物的作用模式产生怀疑以及出于安全考虑等原因，该公司于 2013 年宣告倒闭。

　　但是人们对白藜芦醇的兴趣并没有随着这家公司的倒闭而一起消失。Sirtris 公司的失败给我们带来的启示是，研究人员需要做更多的工作来理解这种化合物是如何真正发挥作用的，并提炼出具有预期效果的成分。3 位英国老年学专家——埃克塞特大学的洛娜·哈里斯（Lorna Harries）、布莱顿大学的理查德·法拉格和利兹·奥斯特勒（Lizzy Ostler）——正是用白藜芦醇这种"钝器"提炼出了一些化合物。2017 年，这 3 位科学家宣布了他们对化合物的研究结果：它们帮助衰老细胞成功地恢复了活力。科学家们正在研究所谓的"RNA 剪接因子"，它们是细胞内的蛋白质碎片，就像一把小小的剪刀，负责编辑由激活基因发送给细胞机器的指令带，从而制造能够执行任务的蛋白质。然而随着我们年龄的增长，剪接因子在执行编辑任务时变得越来越马虎，导致传达给蛋白质制造机器的指令越来越不精确，于是基因的功能以及细胞的活性也相应地受到损害。这被认为是导致老年人身体虚弱以及其他与衰老相关的疾病的原因。

衰老细胞的一个特殊特征是，随着产生它们的基因功能出现异常，一些RNA剪接因子的工作效率就会下降，甚至完全丧失。但是研究人员想知道，这种缺陷能得到纠正吗？如果能够纠正，那么纠正之后能达到什么效果？人们已经知道白藜芦醇会影响许多不同的细胞机制，包括RNA剪接，因此该团队制造了基于天然产物的化合物，优先用它来研究这一机制，并将其应用于培养的衰老细胞。结果令人震惊。"我简直不敢相信，"在埃克塞特的实验室工作的伊娃·拉托雷（Eva Latorre）说，"这些衰老细胞看起来就像年轻细胞一样。这简直像在表演魔术。"拉托雷多次重复她的实验，以确定实验结果没有差错，但每次结果都很明显。几小时之后，原本松弛无力的衰老细胞变得活跃起来，截短的端粒得到修复，细胞又开始生长。

"这是我们努力让人们不但拥有正常寿命，并且要保证他们一生健康而跨出的第一步。"哈里斯说，"随着年龄的增长，制造RNA剪接因子的基因会被关闭。但我们的数据表明，使用化学物质将这些基因重新开启，可能是一种让衰老细胞重新恢复功能的治疗手段。"

但是，在实验室取得令人兴奋的研究成果是一回事，而让这些成果变成可以摆放在药柜中的药物，从而让我们人类可以保持健康或生活得更美好，则是另一回事。二者之间，有一条漫长而艰难的道路。例如，《英国皇家药学会》(*Royal Pharmaceutical Society*)杂志上发表的一份对药物开发和批准过程所进行的分析，得出了一个发人深省的结论，即"在实验室里开发出来的化合物，每 2.5 万种中只有 25 种能在人体中进行测试，最后只有 5 种能够上市，但其中只有一种能够收回投资"。美国的损耗率与之相似，食品和药物管理局 (Food and Drug Administration，简称 FDA) 关于药物开发和批准的规章制度多年来变得越来越严格。例如，到 20 世纪 90 年代中期，一种新药通常必须在 60 多次临床试验中对近 5000 人进行测试才能获得批准，而 1980 年只须在 1500 人中进行 30 次临床试验就行了。在实验室里看起来很有希望的化合物中，只有大约 1/1000 的化合物能够立即投入使用。

如果要绕过将新药推向市场这一令人痛苦的、缓慢且不确定的过程，一种方法是寻找已经在药柜中的药物，看它们是否可能拥有比治疗初衷更广泛的用途。这被称为药物的"再利用"(repurposing)，其中不乏丰富多彩的例子。比如，叠氮脱氧胸苷是在 20 世纪 60 年代中期开发出来的一种抗癌药物。然而到了 1985 年，科学家们在四处寻找药物阻断艾滋病病毒的可怕传播时，发现该药物具有抗逆转录病毒的特性。于是它成为第一种获准治疗艾滋病病毒感染的药物，并且在积极的艾滋病活动家的猛力助推下，其上市的时间创下了历史纪录：该药物于 1987 年上市，并改名为"齐多夫定"(AZT)。

作为增强性能力的一种辅助药物，万艾可（Viagra）被全球数百万男性服用，但它开始只是作为心绞痛（与心脏问题相关的胸痛）的治疗手段，然而当参与临床试验的男性报告称服用该药让他们勃起有力且持久不泄时，万艾可很快就找到了新的用途（在试验结束时，一些参与者明显不愿意交回他们手中剩下的药物）。此外还有沙利度胺（thalidomide）。这种药物在20世纪50年代末和60年代被孕妇用来治疗晨吐，结果导致新生儿出现严重的先天缺陷，但它最初只是被开发作为镇定剂和安眠药。尽管沙利度胺让很多家庭生活蒙上阴影并因此而卷入烦人的官司，但如今它被冠以各种名称，用于治疗麻风病引起的并发症，即ENL（麻风结节性红斑），其特征是形成极其疼痛的大疖子并引发严重的炎症。然而沙利度胺被发现对这种疾病具有疗效纯属偶然。泰德·阿什伯恩（Ted Ashburn）和卡尔·托尔（Karl Thor）在为《自然》杂志撰写的一篇关于药物再利用的评论文章中，讲述了在1964年一位法国医生雅各布·谢斯金（Jacob Sheskin）如何在药柜里四处翻寻，试图找出一种药物来治疗一位因罹患ENL而痛得好几个星期无法睡觉的麻风病人。他无意中翻到了沙利度胺，于是就给这位病人服用了一剂，然而令他吃惊的是，这种药不仅让病人睡了一夜好觉，似乎还消除了令他痛苦的溃疡。谢斯金随后在对ENL麻风病人的双盲试验中证实了沙利度胺的有效性。然后到了20世纪90年代中期，这种药物又被发现能抑制血管的生长，于是今天它被用来治疗某些依赖自身血液供应来生存和扩散的癌症。由于沙利度胺在临床试验中经过广泛测试，并且针对麻风病具有疗效，它在2012年获得美国食品和药物管理局的批准，可以用来治疗多发性骨髓瘤（一种白细胞癌），这样它的估计成本仅为 4000 万 ~ 8000 万美元，相比之下，将一种全新药物推向市场通常需要 20 亿美元甚至更多。

　　仅仅在过去的 10 年里，药物的再利用真的开始流行起来，许多药物已经以这种方式进入了市场。迄今为止，在对治疗衰老的药物进行测试方面，下面这个项目思路清奇、独一无二，可谓开了历史的先河，那就是让药物直接产生于上市过程的初期，而不是产生于与衰老相关的任何一种疾病当中。该项目的首字母可以缩写成 TAME（Targeting Ageing with Metformin，基于二甲双胍而针对衰老的研究），是 2013 年一群研究衰老的科学家在西班牙农村一座从中世纪城堡改造而成的酒店里，经过深入讨论之后才构想出来的科研工作，目的是讨论如何将他们的研究成果带到诊所。现在，科学家们正忙于筹集资金，准备为二甲双胍——目前世界上使用最广泛的抗糖尿病药物——展开一场以安慰剂作为对照的临床试验，该试验将涉及美国各地约 3000 名 65~79 岁的老人和 14 个调查中心，预计将持续约 6 年的时间。其中一半的参与者将服用二甲双胍，而另一半参与者则接受安慰剂。

　　TAME 团队中有一批令人印象深刻的老年学专家，由纽约阿尔伯特·爱因斯坦医学院衰老研究所主任尼尔·巴茨莱（Nir Barzilai）领导，顺便提一下，他是本书第 7 章所提到的那个对布朗克斯区阿什肯纳兹犹太人中超级百岁老人进行遗传学研究的幕后推手。巴茨莱于 1955 年出生于海法，在以色列长大，是一个个子矮小、身体结实的男人，留着一头浓密的铁灰色头发，眼睛几乎永远在厚厚的眼镜后面笑成一条缝。他热情洋溢，很有幽默感，总是朝着自己的目标不断前进。

巴茨莱人生经历中的最后一个职位是在以色列军队中担任医师。作为特种部队的一员，他参加了 1976 年 7 月对乌干达恩德培机场的突袭活动，这次袭击是为了营救 102 名以色列乘客，他们在从特拉维夫飞往巴黎的一架法航飞机上被两名巴勒斯坦人和两名德国左翼团体成员劫持。巴茨莱后来担任了一段时间以色列军队的首席医官，大部分时间都是乘坐直升机巡逻。后来他告诉《科学》杂志，这样的经历让自己领悟了很多生活教训。"最重要的是你意识到你可以做很多事情！如果你不害怕的话，你可以做很多事情。"当时我在纽约的一个老年学会议上设法和巴茨莱交流了一会儿。他告诉我，自己在很早的时候就对衰老现象感兴趣了。"当我 13 岁的时候，我和我的祖父一起散步……那时我每个星期六早上都和他一起散步，他会告诉我他年轻时发生的一些故事。当时我想：'他几乎连路都走不动了……他还要给我说什么呢！'"说到这里他笑了。"你知道，人们总说年轻人富有想象力，我想在某种意义上，他们这样说是对的。但是你知道吗，当你看到你的祖父母时，你不会期待自己将来也经历同样的命运。你更可能会想：'哦，他们一定永远都是那样，而我们和他们不一样，对吗？'"

虽然年龄一直是治疗患者的重要参考点，但当巴茨莱取得医生资格时，人们对于把衰老作为一个研究课题并不是很感兴趣。因此，当他在 20 世纪 80 年代后期接受耶鲁大学的奖学金时，他专注于研究新陈代谢，因为他知道随着我们年龄的增长，新陈代谢系统会发生巨大的变化。在他研究的那些对控制血糖有效的药物当中，有一种就是二甲双胍，当时他还不知道这种药物在大约 30 年后的衰老研究中会发挥什么重要作用。

二甲双胍源自一种像羽扇豆的植物——山羊豆（Galega officinalis），通常被称为山羊草或法国紫丁香，原产于中东，现已在欧洲和亚洲西部边缘本地化，但在美国则被认为是一种入侵杂草。这种植物已经在民间医学中使用了几个世纪，通常作为治疗尿频的药物，而尿频是患糖尿病的一个明显迹象，其衍生物二甲双胍在 20 世纪 20 年代首次被发现在兔子体内具有降低血糖的作用。第一个在人体内测试二甲双胍的是吉恩·斯特恩（Jean Sterne），他是法国医生和糖尿病专家，在 1957 年发表了令人印象深刻的研究成果。第二年，二甲双胍首先获准在英国使用，然后相继在其他国家也获准使用。尽管美国直到 1994 年才最终批准使用这种药物，但如今二甲双胍已经是全世界控制 2 型糖尿病血糖的首选药物。并且它是一种仿制药[1]，每剂的成本只要几便士或几美分，每年产量达到数万吨，主要厂家是那些设在印度的制药厂。

近年来，二甲双胍开始显示出对糖尿病以外的疾病也有疗效。研究人员发现，它不仅显著延长了包括蠕虫和老鼠在内的模型生物的寿命，还改善了它们的健康和活力。2014 年，英国的一项回顾性研究表明，它对人类也有类似作用。这项研究的最初目的是比较二甲双胍和另一种一线药物对糖尿病的疗效。研究人员借助国民健

---

[1]　仿制药（generic drugs）是一种在剂量、强度、给药途径、质量、性能和预期用途方面等同于品牌产品的药物，但不再拥有专利保护，也不带有该品牌名称。

康服务体系在 2000 年临床实践中所获得的大量信息，观察了大约
7.8 万名接受二甲双胍治疗的糖尿病患者、1.2 万名接受另一种一
线药物治疗的糖尿病患者以及 9.05 万名经过仔细匹配的无糖尿病
对照组的存活率。结果令他们惊讶，因为服用二甲双胍的糖尿病
患者的存活率不但比服用其他药物的患者高得多，而且明显高于
非糖尿病患者的对照组，这表明二甲双胍对衰老现象具有普遍的
改善作用。

　　科学家们对二甲双胍的作用机制还有很多方面要做进一步了
解，但他们认为二甲双胍的主要作用是增强细胞内一种酶的活性，
而这种酶能抑制葡萄糖转化为能量的过程，从而起到类似热量限制
的效果，具有减少氧化损伤和降低炎症等各种好处。由于观察到的
证据显示该药有望用于预防或控制肿瘤，癌症研究团体已经在对它
进行大量临床试验。现在，随着 TAME 研究的深入开展，人们希
望它能在更多涉及衰老的领域发挥自己的作用。

　　然而，二甲双胍并不是这项开创性研究中被考虑的唯一药物。
史蒂文·奥斯塔德是这个团队的一名成员（我们之前见过他驯服狮
子以及研究软体动物"明"等长寿动物），他对《科学》杂志说，
他赞成使用雷帕霉素，"因为动物实验的结果非常惊人"。尽管二
甲双胍在许多方面不像雷帕霉素那样令人印象深刻，但它有着长期
的、极为可靠的安全记录，而林恩·考克斯和朱迪思·坎皮西在实
验室中用于恢复衰老细胞活力的雷帕霉素则或多或少带有一些严重
副作用。"尼尔说，我们不能在第一次试验中出现任何伤亡事件。"
奥斯塔德补充道，"我想，从战略上来说，他是对的。"选用这种策

略非常重要，因为测试药物延缓衰老的有效性不是 TAME 试验的主要目的。

那么 TAME 试验的主要目的是什么？正如你到目前为止所读到的一切内容所证明的那样，老年学专家在理解我们随着年龄的增长身体会发生什么变化方面取得了巨大的进步。但他们在将所学到的知识转化为临床有效的药物时面临巨大障碍，因为衰老本身并没有被我们大多数人——当然也没有被药品机构或健康保险公司——视为一种疾病，所以它不是一种合理的干预目标。由于没有明确的市场，那些大型制药公司——它们是唯一具有真正影响力的公司——缺乏参与药物开发的动力。巴茨莱和他的同事们认为，打破僵局需要药品监管当局明确承认衰老是一种可以改变的医疗状况，从而尽量让那些困扰老年人并耗尽医疗预算的痛苦症状延缓出现。《健康事务》期刊（*Health Affairs*）在 2013 年刊登的一篇论文指出，通过干预衰老进程本身，仅美国就可以在 50 年内节省约 7.1 万亿美元（并为个人多购买约 2.2 年的寿命）。

我们最初在第 2 章看到的伦敦大学学院遗传学家戴维·杰姆斯则评论说："这种方法的好处在于它避免了在治疗衰老相关疾病时出现徒劳无功的可怕后果。""首先，这些疾病一旦形成，就很难治疗，但在某种意义上，你也发觉它们属于一种衰老综合征。我妈妈就是医生试图只针对个体疾病本身进行治疗，但相对没有取得预期效果的典型例子。她上了年纪之后健康状况很差，差点儿死于心血管疾病，于是医生设法调整了她的药物，让她从死亡的边缘恢复过来。曾经有一段时间她的状况很好，但是后来她还是得了乳腺癌和痴呆症。所以你基本上只是在治好一种症状之后，却发现它其实是被其他症状取代了而已。"他继续说道，"但如果你能寻找出现一系列疾病的根本原因，你就可以把它们全都挡回去，这就是你在动物模型中所看到的情形。"

2015 年，包括巴茨莱和奥斯塔德在内的 TAME 小组的核心代表前往华盛顿州特区边缘的马里兰州银泉地区，他们在那里将临床试验案例提交给美国食品和药物管理局检查。在场的每一个人都熟悉二甲双胍的安全性，并且这种药物也是他们的攻城锤。他们只想以这种方式提供"原理论证"，即证明衰老是一个值得攻克的研究目标。他们与美国食品和药物管理局的会面如此重要，以至于代表们（全部由学术科学家组成，其中没有任何大型制药公司的代表）事先在附近的一家酒店对自己的论辩方式做了仔细排练。由于研究衰老现象容易让人联想起兜售长生不老梦想的庸医和江湖骗子，同时大多数普通人又对老年疾病讳莫如深，这让代表小组为如何描述二甲双胍的使命而倍感苦恼。

他们觉得，解决方案是避免直接将衰老作为治疗目标，而是将其包装成所谓的"并存疾病"（co-morbidities），换句话说，将衰老描述为一种综合征，其中包括很多往往发生在晚年的疾病。因此，代表们告诉美国食品和药物管理局，TAME 研究将测量在试验期间，个体参与者会在多长的时间里新形成一种或多种与衰老相关的疾病（心脏病、癌症、痴呆症）或者死亡。巴茨莱在与美国食品和药物管理局人员会面后不久对《科学》杂志说："即使在大家的脑海中，以及在我自己的脑海中，衰老也不是一种疾病。但是，你知道，这只是人的共性而已！你出生入死，你在人生道路上慢慢变老……我是想说：'我不在乎他们究竟怎么称呼它，只要我能推迟其发作的时间就可以了。'"

小组代表与食品和药物管理局的会议举办得出奇地顺利。该机构的许多高级职员聚集在一起听 TAME 代表的演讲，他们显然对此印象深刻。参会的科学家们在 90 分钟后离场，但他们已经得到了该机构对这项试验及其目标的认可。让官方承认衰老可以作为治疗的"指征"即病理状况，因此医疗服务和保险公司将准备为此买单，需要面对的最后一个问题是：他们表示要先等试验有了结果再说。

一旦这最后一道障碍被突破，大型制药公司的大门将会敞开，TAME 项目的发展前景将极其诱人。正如美国食品和药物管理局副局长罗伯特·坦普尔（Robert Temple）在听了 TAME 的演讲后所评论的那样："如果你真的在做一些改变衰老的事情，那每个人都会对此感兴趣。如果他们能实现这一目标，那肯定能带来革命性的影响。"

* * *

是的，没错，这将带来革命性的影响。但是永远不会出现单一的某种长生不老药物，因为我们对药物的反应各不相同，这取决于我们的个人生理、遗传背景及生存环境。对某些人来说疗效很好的药物可能对其他人来说就差强人意，甚至根本没有作用。如果你能在看到吸引眼球的头条新闻时冷静分析，就能从错综复杂的信息快餐以及本书所讨论的衰老研究方法中吸取这方面的教训。

让我把时光倒转到 2016 年夏天的一个下午，并带你回到加州巴克研究所，在潘卡伊·卡帕希的办公室里待一会儿。当时，我们一直在实验室讨论饮食限制及其对果蝇寿命的显著影响，因为果蝇寿命可能是正常水平的两倍甚至三倍。寿命大大延长是饮食限制实验的主要效果，但是如果你对其进行更深入的分析，情况会是什么样的呢？卡帕希带我去看他贴在办公室墙上的几张大海报，上面覆盖着蓝色和红色的圆点。这些是使用在当地市场收集的野生果蝇进行饮食限制实验的结果。它们代表 200 种不同的果蝇种类及其庞大的遗传多样性。"红点"被允许在营养丰富的饮食中随意选择，而"蓝点"则被进行了饮食限制。代表单个果蝇的红色和蓝色都不是整齐地聚集在一起的，而是分散在代表正常寿命的线段上下波动。

"如果你是这些家伙，"卡帕希指着一些蓝点说，"那就太神奇了！采取饮食限制措施之后的果蝇寿命可以延长 1 倍，有时甚至可以延长 2 倍。但是如果你属于这群家伙中的一员，"他指着果蝇寿命线下的一些分散的圆点，"实际上就缩短了寿命，你看，蓝点越来越低了。它们全都在下降！这就是任何干预手段都会产生的后果，对吗？你不能在人身上做这个实验，但是我们可以在果蝇身上做。我们可以看到生物个体之间的遗传差异非常大。"

卡帕希转向另一张海报，其内容是显示饮食限制对果蝇个体能量水平的影响。具体做法是通过干扰试管让果蝇跳过一道门槛，从而观察它们跳得多高以及跳多久。这些圆点再次出现广泛分散的趋势。即使在寿命更长的果蝇中，这种影响也并不一致，这进一步表明了动物的个体生理特征对干预手段的结果会产生多大的影响：在他们的实验中，寿命更长并不自动意味着变得年轻并富有活力。由此可见，真的是说起来容易做起来难，也就是所谓的"魔鬼藏在细节里"。于是我们得到的教训是，抗衰老疗法如同其他所有复杂的医疗保健过程一样，其出路在于推出"个性化药物"，即为我们个体量身定制的治疗方法。那么，我们作为世界上的普通公民，什么时候才可能享受到这些抗衰老研究带来的所有好处呢？这是我向卡帕希在巴克研究所的同事戈登·利斯高提出的问题。利斯高在2006年前后创造了"衰老科学"（geroscience）这个术语，并且他在大西洋两岸的实验室里都见证了抗衰老研究的最新进展情况。"传染病是我经常使用的例子，"利斯高说，"我想我们现在所处的状态正好与弗莱明发现青霉素时的情况一样。就是说，他发现了青霉素，于是他去参加会议，他在会上谈到了这个发现，人们说：'嗯，这很有趣。'我认为，从发现青霉素到把它投入实际生产之间大约有10年的间隔。"这一突破是基于这样一种认识，即传染病有一个共同的原因——微生物，并且可以用一个共同的策略来对其实施打击。利斯高认为，这是生物医学中一个范式转变的时刻，"它改变了一切"。

　　这就是我们今天所面临的情况：我们处于另一个"弗莱明时刻"。我们发现所有的衰老疾病有着共同的根源，并且衰老这一过程本身并非不可改变。利斯高说，现在的任务是唤醒政策制定者、政府工作人员、医疗服务和医疗保险行业，让他们认识到这些事实。

他坚持认为，"正如人们并非不可避免地患上癌症和心脏病一样，同样他们并非不可避免地患上阿尔茨海默病"。他说："如果我们投资于科学，我们可以选择走一条不同于现在的道路，那就是建立长期护理设施，你知道的，我们可以治疗他们的症状，管理可怕的疾病……"而这些措施就相当于建造疗养院，或者为病人设计铁肺。这些设施之所以不再存在，是因为在可以生产疫苗和抗菌剂的时代，我们已经不再需要它们。"我们可以选择走另一条路。这样我们不是在为迎接衰老而建造铁肺和疗养院，而是采取实际措施来预防疾病。"

尼尔·巴茨莱表达了同样的观点，他也联系传染病进行了比较。他在 TEDMED[1] 的博客中写道："如今，我们可以期待活得更健康、更长寿。这种可能性不是只在科幻小说中才会出现，而是已经变成了一门严肃的科学。二甲双胍临床试验将成为现代社会中自抗生素出现以来最重要的医疗干预工具或框架，它是一种在我们年岁渐长时有助于增加健康寿命的新型药物。"

巴茨莱最后总结道："通过公共、私人和慈善部门的集中努力和协调配合，大家可以携起手来，把我们已经在实验室取得的衰老研究成果应用到现实生活当中。"

---

1   TEDMED 是一个聚集健康和医学的年度会议，并有一个全年开放的网络社区。——编者注

参考文献

在构思本书的过程中，为了获取相关的信息、见解和想法，我参考了大量由科学家自己或别人撰写的介绍他们生平故事及工作成就的书籍、期刊和多媒体演示资料。这里我只列出了每章的主要参考文献。一些参考文献与整本书（而非仅与个别章节的）主题相关，其中包括：

Appleyard, Bryan, *How to Live Forever or Die Trying* (Simon & Schuster, London, 2007).

Austad, Stephen N., *Why We Age: What Science Is Discovering about the Body's Journey through Life* (John Wiley& Sons Ltd, New York, 1997).

Guarente, Lenny, Ageless Quest (Cold Spring Harbor Laboratory Press, New York, 2003).

Hall, Stephen S., *Merchants of Immortality* (Houghton Mifflin Company, New York, 2003).

Kirkwood, Tom, *Time of Our Lives* (Weidenfeld & Nicholson, London, 1999).

Magnusson, Sally, *Where the Memories Go* (Hodder & Stoughton Ltd, London, 2014).

Olshansky, S. Jay and Carnes, Bruce A., *The Quest for Immortality: Science at the Frontiers of Aging* (W. W.Norton & Co., New York, 2001).

Walker, Richard F., *Why We Age: Insight into the Cause of Growing Old* (Dove Medical Press, 2013).

前　言

对伊齐基尔·伊曼纽尔名言的引用来自《为什么我希望死于 75 岁》（*Why I hope to die at 75*），2014 年 10 月发表于《大西洋月刊》。网址：www. theatlantic.com/magazine/archive/2014/10/why-i-hope-o-die-at-75/379329。

对英国国民健康服务体系的医生的引用来自《新科学家》杂志发表于 2017 年 12 月 16 日的评论。

第 1 章：什么是衰老？

这一章的开头部分来自理查德·沃克的著作《为什么我们会衰老：洞察变老的原因》[鸽子医学出版社（Dove Medical Press），2013]。

"衰老的标志"源于 Carlos López-Otín、Maria A. Blasco、Linda Partridge、Manuel Serrano 以及 Guido Kroemer 合著的《老龄化的标志》（*The Hallmarks of Aging*），发表于 Cell 153: 1194–1217 (2013)。

网址：www.cell.com/fulltext/S0092-8674 %2813%2900645-4。

为了获取关于衰老理论的发展历史，我参考了许多文献资料，其中包括：

在线医学百科全书（The online Medicine Encyclopedia），《衰老的演变——对抗性多效老龄化理论（"后发工资"理论）》[*"Evolution of Aging – Antagonistic Pleiotropy Theory Of Aging ('Pay Later' Theory)"*]，见于 medicine. jrank.org/pages/609/Evolution-Aging-Antagonistic-pleiotropy-theory-aging-pay-later-theory.html。

魏斯曼的程序性死亡理论见于：www.programmed-aging.org/theories/weismann_programmed_death.html.

博客文章《亚里士多德论老年》（*Aristotle On Old Age*），由 Camillo Di

Cicco 教授于 2008 年 4 月 26 日发布，网址：www.science20.com/scientist/log/
aristotle_old_age-27964。

《生物能量学原理》(*Principles of Bioenergetics*)，Vladimir Skulachev、
Alexander V. Bogachev 及 Felix O. Kasparinsky 合著，于 2013 年由斯普林格出版
社出版。

第 2 章：磨损和消耗？

关于自由基信息的一个重要参考文献是《"重"脂肪——永生的秘密》
(*"Heavy" fat–the secret to eternal youth?*)，其作者是 Jessica Hamzelou，载于
2015 年 5 月 16 日的《新科学家》杂志。

戴维·杰姆斯和瑞安·杜面最后引用的评论文章是《秀丽隐杆线虫的抗
氧化防御和衰老》(*Antioxidant defense and aging in C.elegans*)，发表于 Cell
Cycle 8(11): 1681–1687 (2009)，网址：www.ncbi.nlm.nih.gov/pubmed/19411855。

第 3 章：端粒——测量细胞寿命

本章内容以及关于伦纳德·海弗利克故事的一个重要参考资源是斯蒂
芬·S. 霍尔的著作《不朽的商人》(*Merchants of Immortality*)〔米夫林出版公
司（Houghton Mifflin Company），纽约，2003〕。

杂志编辑佩顿·劳斯拒绝发表海弗利克论文的信件原稿可以在后面的网
址查询：www.michaelwest.org/aging-under-glass.htm。

本章的另一个重要参考资料是诺贝尔基金会的档案，该基金会于 1983
年将诺贝尔生理学或医学奖授予芭芭拉·麦克林托克，参考网址：www.
nobelprize.org/nobel_prizes/medicine/laureates/1983；并于 2009 年把同样的奖
项授予伊丽莎白·布莱克本，参考网址：www.nobelprize.org/nobel_prizes/
medicine/laureates/2009。

关于布莱克本的其他资料来自 2007 年 12 月 6 日刊登在《发现》杂志上的
一篇文章：

Linda Marsa 撰写的《年度著名科学家 : 伊丽莎白·布莱克本》(*Scientist of the Year Notable: Elizabeth Blackburn*), 参考 : www.discovermagazine.com/2007/dec/blackburn。

我也参考了她在 YouTube 上与 iBiology 的对话, 详见 :www.youtube.com/watch?v=0zfpfD_ILF0.Guarente, Lenny, Ageless Quest (Cold Spring Harbor Laboratory Press, New York, 2003)。

迈克尔·韦斯特在 2016 年 11 月的 The Translational Scientist 杂志上讲述了他的故事。详见 : www.thetranslationalscientist.com/issues/0816/lessons-ive-learned-with-michael-west。

第 4 章 : 细胞衰老——功能失调, 但并非一无是处

本章的一个主要参考文献来源于理查德·法拉格于 2016 年 6 月 7 日在伦敦皇家学会的演讲。

他演讲的题目是 "活得更久, 活得更好——珍惜每一天!" ("Live longer, live well – seize the day!")。属于由 European Dana Alliance for the Brain 和 The University of the Third Age 联合组织的 Successful Ageing Programme 的年度项目中的一部分。

在 YouTube 的网址是 www.youtube.com/watch?v=_prg77TVOQQ。

马克西米娜·云对蝾螈的研究资料主要来自她的研究论文《脊椎动物发育过程中程序性细胞衰老的新奇保护功能》(*Conserved and novel functions of programmed cellular senescence during vertebrate development*), 作者是 Hongorzul Davaapil、Jeremy P. Brockes 和马克西米娜·云, 发表于 Development 144(1): 106–114 (2017)。

网址 : www.ncbi.nlm.nih.gov/pubmed/27888193。

第 6 章 : 软体动物 "明" 及其他模型生物

本章关于果蝇的主要参考文献来自诺贝尔基金会的档案, 该基金会于

1933 年授予托马斯·亨特·摩根诺贝尔生理学或医学奖。

网址：www.nobelprize.org/nobel_prizes/medicine/laureates/1933/morgan-article.html。

J. V. Chamary 的优秀专题文章《现代生物学从纽约的"果蝇室"开始》
(*Modern Biology Began in the New York "Fly Room"*)，于 2016 年 3 月 18 日发表
于《福布斯》杂志。

网址：www.forbes.com/sites/jvchamary/2016/03/18/the-fly-room/#2ff6909c306d。

《实验室里的果蝇》(*Fruit flies in the laboratory*)，由 Your Genome 发表在
YG Topics 上，网址：www.yourgenome.org/stories/fruit-lies-in-the-laboratory。

关于秀丽隐杆线虫和最初对它展开研究的科学家的信息，我引用了安德
鲁·布朗关于这种小生物的优秀"传记"——《起初是虫子：在微小的蠕虫中
发现生命的秘密》(*In the Beginning Was the Worm: Finding the Secrets of Life in
a TinyHermaphrodite*)（西蒙与舒斯特出版公司，2003 年）。

第 7 章：刻入基因

本章引用的重要参考文献包括：

比尔·奥尼尔写的 "In Methuselah's Mould"，发表于 PLOS Biology 2(1):
e12 (2004)。网址：doi.org/10.1371/journal.pbio.0020012。

"A method for the isolation of longevity mutants in the nematode
Caenorhabditis elegans and initial results"，作者迈克尔·克拉斯，发表于
Mechanisms of Ageing and Development 22(3–4): 279–286 (1983).

《关于衰老遗传学的个人视角》(*A personal retrospective on the genetics of
aging*)，作者 Thomas Johnson，发表于 Biogerontology 3:7–12(2002)。网址：
link.springer.com/article/10.1023%2FA%3A1015270322517。

2011 年 7 月 TEDGlobal 采访辛西娅·凯尼恩的谈话，题目是"暗示寿命
更长的实验"("Experiments that hint of longer lives")，见于网址：www.ted.
com/talks/cynthia_kenyon_experiments_that_hint_of_onger_lives。

《第一个长寿基因变体：胰岛素/IGF-1 衰老途径的发现》(*The first long-*

lived mutants: discovery of the insulin/IGF-1 pathway for ageing），作者辛西娅·凯尼恩，发表于 Philosophical Transactions of the Royal Society B 366: 9–16 (2011)。网址：rstb.royalsocietypublishing.org/content/366/1561/9。

《FOXO3A 基因型与人类寿命密切相关》（*FOXO3A genotype is strongly associated with human longevity*），作者是布拉德利·威尔克斯等人，发表于 Proceedings of the National Academy of Sciences 105(37): 13987–13992 (2008)。

网址：www.ncbi.nlm.nih.gov/pmc/articles/PMC2544566。

《FOXO 万岁：阐明 FOXO 蛋白在衰老和长寿中的作用》（*Long live FOXO: unraveling the role of FOXO proteins in aging and longevity*），作者 Rute Martins、Gordon J.Lithgow 以及 Wolfgang Link, 发表于 Aging Cell 15(2): 196–207 (2016)。网址：www.ncbi.nlm.nih.gov/pmc/articles/PMC4783344。

《果蝇胰岛素受体底物蛋白 CHICO 的缺失延长寿命》（*Extension of life-span by loss of CHICO, a Drosophila insulin receptor substrate protein*），作者 D. J. Clancy、D.Gems、L. G. Harshman、S. Oldham、H. Stocker、E. Hafen、S. J. Leevers 及 L. Partridge，发表于 Science 292: 104–106 (2001)。网址：pdfs.semanticscholar.org/1fe7/57bae7bf7c56e605e3368 96661728c86c5f7.pdf。

波士顿小组对超级百岁老人进行研究的信息来自论文《许多超级百年老人几乎从不生病：如何在接近生命终点也保持健康》（*Health span approximates lifespan among many supercentenarians: compression of morbidity at the approximate limit of life span*），作者是 Stacy L. Andersen、Paola Sebastiani、Daniel A. Dworkis、Lori Feldman 及 Thomas T. Perls，见于关于极端长寿的一期专辑，发表于 Journals of Gerontology: Series A, Biological Sciences and Medical Sciences 67A(4): 395–405 (2012)。

戴维·杰姆斯在 2014 年 8 月接受了 The Naked Scientist 播客的采访。参见网址：www.thenakedscientists.com/articles/interviews/prof-david-gems-healthy-ageing。

琳达·帕特里奇和戴维·杰姆斯在他们的论文《模型生物中的长寿遗传

学：由此引发的争辩以及范式转变》（*Genetics of longevity in model organisms: debates and paradigm shifts*）中提出了他们对"机能亢进理论"的想法，该论文发表于 Annual Review of Physiology 75: 621–644 (2013)。

网址：www.ucl.ac.uk/~ucbtdag/Gems_2013.pdf。

第 8 章：节食更长寿？

本章引用的重要参考文献包括：

《纪念克莱夫·麦凯和 75 年的热量限制研究》（*Honoring Clive McCay and 75 years of calorie restriction research*），作者罗杰·麦克唐纳和乔恩·拉姆齐，发表于 The Journal of Nutrition 140(7): 1205–1210 (2010)。网址：www.ncbi.nlm.nih.gov/pmc/articles/PMC2884327。

评论性文章《克莱夫·麦凯：一个领先于时代的人》（*Clive McCay: a man before his time*），作者 William Hansel，发表于 Endocrinology & MetabolicSyndrome 5(3): 236 (2016)。网址：www.omicsonline.org/open-access/clive-mckay-a-man-before-his-time-2161-1017-1000236.php?aid=73637。

关于罗伊·沃尔福德的讣告，其中信息最丰富的有：英国《独立报》（www.independent.co.uk/news/world/americas/diet-guru-who-tried-to-live-or-ever-bequeaths-spartan-regime-58978.html）、《芝加哥论坛报》（articles.chicagotribune.com/2004-05-03/news/0405030078_1_dr-roy-walford-diet-span）、《洛杉矶时报》（articles.latimes.com/2004/may/01/local/me-walford1）。

《从生物圈 2 号在两年内的首次关闭看"生物圈医学"》（*Biospheric Medicine' as viewed from the two-year first closure of Biosphere 2*），作者 Roy L. Walford、R. Bechtel、T. MacCullum、D. E. Paglia 及 L. J. Weber，发表于 Aviation Space Environmental Medicine 67: 609–617(1996)。

《极端卡路里计数能让你活得更长吗？》（*Can extreme calorie counting make you live longer?*），作者彼得·鲍斯，2013 年 2 月 11 日由 BBC News 出版。

网址：www.bbc.co.uk/news/magazine-21125016。

琳达·帕特里奇于 2016 年 8 月在瑞典哥德堡举行的分子前沿研讨会上发表了题为"在衰老过程中操纵营养传感信号改善健康"（"Manipulating nutrient-sensing signalling to improve health during ageing"）的演讲。

它可以在 YouTube 上观看：www.youtube.com/watch?v=cJhiNNyXBC0。

第 9 章：免疫系统——先头反击力量

本章引用的重要参考文献包括：

《慢性炎症及其对年龄相关疾病的潜在影响》（*Chronic inflammation (inflammaging) and its potential contribution to age-associated diseases*），作者克劳迪奥·弗朗切斯基和朱迪思·坎皮西，发表于 The Journals of Gerontology: Series A 69(Suppl 1): S4–S9 (2014)。网址：doi.org/10.1093/gerona/glu057。

《病毒诱导的 NeTS——宿主防御的关键组成部分还是致病介质?》（*Virus-induced NETs – critical component of host defense or pathogenic mediator?*），作者克雷格·延内和保罗·库比斯，发表于 PLOS Pathogens 11(1): e1004546 (2015)。网址：journals.plos.org/plospathogens/article?id=10.1371/journal.ppat.1004546。

第 10 章：免疫系统——专家接管任务

本章信息和引文的丰富来源是扬科·尼科利奇 - 祖基奇的讲座"免疫系统的老化"（"Aging of theImmune System"），于 2014 年 1 月 15 日提交给加利福尼亚州 SENS 研究基金会。

网址：www.youtube.com/watch?v=VbGGA7ze1c。

第 11 章：病毒反击

除了我对扬科·尼科利奇 - 祖基奇的采访之外，本章的大部分信息都来自过去的文章《已知的未知数：持久的疱疹病毒如何形成免疫力和衰老?》（*Known unknowns: how might the persistent herpesvirome shape immunity and aging?*），作者：Nikolich-Zugich, J.、Goodrum, F.、Knox, K. 以及 Smithey, M.

J.，发表于 Current Opinion in Immunology 48: 23–30(2017)。

网址 : www.ncbi.nlm.nih.gov/pubmed/28780492。

第 12 章：艾滋病病毒感染者和艾滋病病人——雪上加霜

本章的一个有用信息来源是评论文章《艾滋病病毒是加速老化还是加剧老化的模型？》(Is HIV a model of accelerated or accentuated aging?)，作者 Sophia Pathai、Hendren Bajillan、Alan L. Landay 以及 Kevin P. High，发表于 Journals of Gerontology: Series A, Biological Sciences and Medical Sciences 69(7): 833–842 (2014)。网址 : www.ncbi.nlm.nih.gov/pubmed/24158766。

关于历史信息的一个有用参考来源是世界卫生组织 1994 年出版的《艾滋病：流行病的图像》(AIDS: Images of the Epidemic)，ISBN : 9241561637。

关于 SMART 试验的信息来源于《CD4+ 计数指导下的抗逆转录病毒治疗中断》(CD4+ count–guided interruption of antiretroviral treatment)，由 SMART 研究小组发表，刊登于 New EnglandJournal of Medicine 355: 2283–2296 (2006)。网址 : www.nejm.org/doi/full/10.1056/NEJMoa062360。

关于 START 试验的信息来源于《在早期无症状艾滋病病毒感染中开始抗逆转录病毒疗法》(Initiation of antiretroviral therapy in early asymptomatic HIVinfection)，由 The INSIGHT START 研究小组发表，刊登于 New England Journal of Medicine 373: 795–807 (2015)。网址 : https://www.nejm.org/doi/full/10.1056/NEJMoa1506816。

第 13 章：表观遗传学和实足年龄——时间的两面

史蒂夫·霍瓦特表观遗传学时钟的主要信息来源是他的原创文章《人类组织和细胞类型的 DNA 甲基化年龄》(DNA methylation ageof human tissues and cell types)，发表在 Genome Biology 14(10): R115 (2013)，网址 : www.ncbi.nlm.nih.gov/pmc/articles/PMC4015143。

以及专题文章《生物标记和老化：时钟观察者》(Biomarkers and ageing: The

clock-watcher），作者 W. Wayt Gibbs，于 2014 年 8 月 8 日发表于《自然》杂志。
网址：www.nature.com/news/biomarkers-and-geing-the-clock-watcher-1.15014。

沃尔夫·赖克和奥利弗·斯蒂格尔在老鼠身上发现表观遗传时钟的背景
信息来自他们发表在 2017 年 5 月 10 日《对话》（*The Conversation*）上的专题
文章《表观遗传如何帮助我们减缓衰老时钟》（*How epigenetics may help us slow
down the ageing clock*）。网址：www.theconversation.com/how-epigenetics-may-help-
us-slow-own-the-ageing-clock-76878。

第 14 章：干细胞——回到起点

在诺贝尔基金会的档案中，我们可以找到 2012 年诺贝尔生理学或医学奖
得主山中伸弥的丰富信息。

网址：www.nobelprize.org/nobel_prizes/medicine/laureates/2012/yamanaka-bio.html。

本章的另一个丰富资源是 Megan Scudellari 的新闻特写《iPS 细胞如何改
变世界》（*How iPS cells changed the world*），由《自然》杂志于 2016 年 6 月 15
日出版。网址 :www.nature.com/news/how-ips-cells-changed-the-world-1.20079。

还有山中伸弥研究小组自己的文章：

《通过确定的因子从老鼠胚胎和成人纤维原细胞的培养物中诱导多能干细
胞》（*Induction of pluripotent stem cells from mouse embryonic and adult fibroblast
cultures by defined factors*），作者 K.Takahashi 和山中伸弥，发表于 Cell 126(4):
663–676 (2006)。

《特定因子诱导成人纤维原细胞的多能干细胞》（*Induction of pluripotent stem
cells from adult human fibroblasts by defined factors*），作者 Kazutoshi Takahashi、
KojiTanabe、Mari Ohnuki、Megumi Narita、Tomoko Ichisaka、Kiichiro
Tomoda 及 Shinya Yamanaka，发表于 Cell 131: 861–872 (2007)。网址：www.
cell.com/cell/pdf/S0092-8674(07)01471-7.pdf。

关于卡洛斯·伊兹皮苏亚·贝尔蒙特及其工作的信息，我参考了以下文
献资料：Usha Lee McFarling 于 2017 年 8 月 7 日在在线健康新闻网站 STAT 发

布的《人猪合体的创造者不断证明其他科学家错了》(*The creator of the pig-human chimera keeps proving other scientists wrong*)。

网址 : www.statnews.com/2017/08/07/pig-human-chimera-izpisua-belmonte。

以及伊兹皮苏亚·贝尔蒙特研究小组自己的文章,《通过部分重新编程在体内改善与年龄相关的特征》(*In vivo amelioration of age-associated hallmarks bypartial reprogramming*), 作者 Alejandro Ocampo 等人, 发表于 Cell 167: 1719–1733 (2016)。网址 : www.ncbi.nlm.nih.gov/pmc/articles/PMC5679279。

他们论文的新闻稿可在后面的网址查阅 : www.salk.edu/news-release/turning-back-time-salk-scientists-reverse-signs-aging。

关于亨德里克耶·范·安德尔－席佩尔的信息,我主要引用了两个来源 :《世界上最老女人的血液所暗示的寿命极限》(*Blood of world's oldest woman hints at limits of life*, 作者 Andy Coghlan, 发表于 2014 年 4 月 23 日的《新科学家》杂志, 网址 : www.newscientist.com/article/dn25458-blood-of-worlds-oldest-woman-hints-at-limits-of-life); 以及《在老化的血液之中》(*In Old Blood*, 作者 Jef Akst, 2014 年 8 月 1 日发表于《科学家》杂志, 网址 : www.the-scientist.com/?articles.view/articleNo/40567/title/In-Old-Blood)。

第 15 章:血液中的某些秘密?

关于联体共生的背景信息,我大量引用了《异时共生 : 衰老和长寿研究的历史视角以及方法论思考》(*Heterochronic parabiosis: historicalperspective and methodological considerations for studies of aging and longevity*), 作者 Michael J. Conboy、Irina、M. Conboy 和 Thomas A. Rando, 发表于 Aging Cell 12(3): 525–530 (2013)。网址 : www.ncbi.nlm.nih.gov/pmc/articles/PMC4072458。

另一个非常有用的信息来源是 Megan Scudellari 撰写的《衰老研究 : 血液与血液》(*Ageing research: Blood to blood*), 2015 年 1 月 21 日发表于 Nature News。网址 : www.nature.com/news/ageing-research-blood-to-blood-1.16762。

我还借鉴了托尼·威斯－科里于 2015 年 6 月为 TEDGlobal 所做的精彩演

讲，《年轻的血液如何有助于逆转衰老？没错，千真万确！》（*How young blood might help reverse aging. Yes, really*）。网址：www.ted.com/talks/tony_yss_coray_how_young_blood_might_help_reverse_aging_yes_really。

以及 Alison Abbott 的报告《为痴呆症患者注入年轻血液的测试》（*Infusions of young blood tested in patients with dementia*），2017 年 11 月 3 日发表于 Nature News。网址：www.nature.com/news/infusions-of-young-blood-tested-in-patients-with-dementia-1.22930。

2016 年 11 月 22 日发表在《每日科学》上的加州大学伯克利分校的新闻稿《年轻血液不能逆转老年老鼠的衰老现象》（*Young blood does not reverse aging in old mice*）。网址：www.sciencedaily.com/releases/2016/11/161122123102.htm。

关于联体共生的注释中的信息来源于《老鼠的联体共生：详细方案》（*Parabiosis in mice: a detailed protocol*），作者 Paniz Kamran、Konstantina-Ioanna Sereti、Peng Zhao、Shah R. Ali、Irving L. Weissman 及 Reza Ardehali，发表于 Journal of Visualized Experiments 80: 50556 (2013)。网址：www.ncbi.nlm.nih.gov/pmc/articles/PMC3938334。

第 16 章：破碎的大脑

这一章丰富的参考信息来源于约翰·哈迪的《阿尔茨海默病百年研究》（*A hundred years of Alzheimer's disease research*），发表于《神经元》杂志 52(1): 3–13 (2006)。网址：www.cell.com/neuron/fulltext/S0896-6273(06)00723-9。

以及论文《奥古斯特·德特尔与阿尔茨海默病》（*Auguste D and Alzheimer's disease*），作者 Konrad Maurer、Stephan Volk 以 Hector Gerbaldo，发表于 The Lancet 349: 1546–1549 (1997)。网址：www.thelancet.com/journals/lancet/article/PIIS0140-6736(96)10203-8/fulltext。

另一个很好的历史信息来源是 Peter J. Whitehouse、Konrad Maurer 及 Jesse F. Ballenger 合编的著作《阿尔茨海默病的概念：生物学、临床和文化视角》（*Concepts of Alzheimer Disease: Biological, Clinical, and Cultural Perspectives*），2003

年 5 月由位于巴尔的摩的约翰斯·霍普金斯大学出版社出版。

其他重要参考资源包括：

Claude M. Wischik 为 Martin Roth 写的讣告，发表在 2006 年 10 月 18 日的《独立报》上。网址：www.independent.co.uk/news/obituaries/professor-sir-martin-roth-420652.html。

阿尔茨海默氏病研究论坛于 2017 年 6 月 16 日发布讣告："阿尔茨海默病神经病理学之父伯纳德·汤姆林森爵士逝世，享年 96 岁。"网址：www.alzforum.org/news/community-news/father-ad-neuropathology-sir-bernard-tomlinson-dies-96。

为了了解阿尔维德·卡尔松以及神经科学领域内部的紧张关系，我引用了诺贝尔基金会档案馆收录的卡尔松在 2000 年 12 月诺贝尔委员会上发表的演讲内容。网址：www.nobelprize.org/nobel_prizes/medicine/laureates/2000/carlsson-lecture.html。

第 17 章：阿尔茨海默病——一个做出贡献的家庭

除了对约翰·詹宁斯的长时间采访之外，我还参考了发布在伦敦大学学院痴呆教育 / 培训项目 Future Learn 网站上对卡罗尔·詹宁斯的采访视频，该视频放在《痴呆的多种表现》（*The Many Faces of Dementia*）栏目里面。网址：www.futurelearn.com/courses/faces-of-dementia/0/steps/12922。

和前一章一样，我在约翰·哈迪发表于《神经元》杂志 52(1): 3–13 (2006) 的文章《阿尔茨海默病百年研究》（*A hundred years of Alzheimer's disease research*）中找到了丰富的信息。网址：www.cell.com/neuron/fulltext/S0896-6273(06)00723-9。

关于玛丽修女的故事和她那被淀粉样蛋白堵塞的大脑之谜，我引用了戴维·斯诺登的《衰老和阿尔茨海默病：研究修女的教训》（*Aging and Alzheimer'sdisease: lessons from the Nun Study*），发表于 The Gerontologist 37(2): 150–156(1997)。网址：academic.oup.com/gerontologist/article/37/2/150/616995。

第 18 章：阿尔茨海默病——淀粉样蛋白的挑战

关于艾伦·罗塞斯个人生活的信息，我参考了 Sam Roberts 在 2016 年 10 月 5 日的《纽约时报》上发表的精彩讣告："艾伦·罗塞斯，一个挑战阿尔茨海默氏症病因常识的人，于 73 岁去世。"以及 Alison Snyder 在《柳叶刀》388: 2232(2016) 上发表的讣告，参看网址：www.thelancet.com/pdfs/journals/lancet/PIIS0140-6736(16)32081-5.pdf。

本章的一个重要参考文献来源是 Laura Spinney 的新闻特写《阿尔茨海默病：遗忘基因》(*Alzheimer's disease: the forgetting gene*)，发表于《自然》杂志 510(7503): 26–28 (2014)。网址：www.nature.com/news/alzheimer-s-disease-the-forgetting-gene-1.15342。

本章的另一个重要参考文献是论文《阿尔茨海默病中的 ApoE 和 A-beta：意外情况还是并发表现？》(*ApoE and A-beta in Alzheimer's disease: accidental encounters or partners?*)，作者 Takahisa Kanekiyo、Huaxi Xu 以及 Guojun Bu，发表于 Neuron 81(4): 740–754(2014)。网址：www.ncbi.nlm.nih.gov/pmc/articles/PMC3983361。

关于性别差异对 APOE 效应的影响，我引用了 Andre Altmann、Lu Tian、Victor W. Henderson 及 Michael D.Greicius 的论文《性别差异改变了与 APOE 相关的阿尔茨海默病的发病风险》(*Sex modifies the APOE-related risk of developing Alzheimer's disease*)，发表于 Annals of Neurology 75(4): 563–573 (2014)。网址：www.ncbi.nlm.nih.gov/pmc/articles/PMC4117990。

此外，斯坦福大学医学中心发布的新闻稿《研究发现，基因变异使女性比男性更容易患阿尔茨海默病》(*Gene variant puts women at higher risk of Alzheimer's than it does men, study finds*)，2014 年 4 月 14 日发表于《每日科学》。网址：www.sciencedaily.com/releases/2014/04/140414191451.htm。

Robert Finn 在 1995 年 10 月 16 日发表的神经科学学会年会上的报告《神经科学会议——关于阿尔茨海默病病因学的激烈辩论》(*Neuroscience Meeting To Feature Feisty Debate On Alzheimer's Etiology*)，提供了更多关于艾伦·罗塞

斯的丰富信息。网址：www.the-scientist.com/?articles.view/articleNo/17606/title/Neuroscience-Meeting-To-eature-Feisty-Debate-On-Alzheimer-s-Etiology。

关于 APOE e4 和 TOMM40 之间的关系，我参考了优睿科网站（*EurekAlert!*）在 2017 年 9 月 14 日发布的南加州大学的新闻稿《阿尔茨海默病的基因是主犯还是从犯？》(*Is the Alzheimer's gene the ring leader or the sidekick?*)。网址：www.eurekalert.org/pub_releases/2017-09/uosc-it091417.php。

关于双胞胎研究的参考文献来源是 Margaret Gatz、Chandra A. Reynolds、Laura Fratiglioni、Boo Johansson、James A.Mortimer、Stig Berg、Amy Fiske 及 Nancy L. Pedersen 发表在 Archives of General Psychiatry 63: 168–174 (2006) 上的论文《基因和环境在解释阿尔茨海默病中的作用》(*Role of genes and environments for explaining Alzheimer disease*)。网址：jamanetwork.com/journals/jamapsychiatry/fullarticle/209307。

第 19 章：这是环境在作怪，笨蛋

除了我自己对凯莱布·芬奇的采访，我还在 Ingfei Chen 于 2003 年 2 月 5 日发表在《科学》杂志上的学者简介《倾听衰老之歌》(*Listening to the Song of Senescence*) 中发现了有用的个人信息。网址：www.sciencemag.org/careers/2003/02/listening-song-senescence。

关于茨曼人的研究信息，我参考了 Hillard Kaplan 等人发表在《柳叶刀》389: 1730–1739 (2017) 上的期刊论文《南美土著茨曼人的冠状动脉粥样硬化：一项横断面世代研究》(*Coronary atherosclerosis in indigenous South American Tsimane: a cross-sectional cohort study*)。网址：www.ncbi.nlm.nih.gov/pubmed/28320601。

以及论文《载脂蛋白 E4 与体内寄生虫严重的亚马逊觅食——园艺家的认知功能的改善有关》(*Apolipoprotein E4 is associated with improved cognitive function in Amazonian forager-horticulturalists with a high parasite burden*)，作者是 Benjamin C. Trumble、Jonathan Stieglitz、Aaron D. Blackwell、Hooman Allayee、Bret

Beheim、Caleb E. Finch、Michael Gurven 及 Hillard Kaplan，发表于《美国生物实验学学会联合会会刊 31(4): 1508–1515 (2017)。网址：www.ncbi.nlm.nih.gov/pmc/articles/PMC5349792。

还有 Pagan Kennedy 在 2017 年 7 月 14 日发表于《纽约时报》的专题文章《阿尔茨海默病的古老疗法》（*An Ancient Cure for Alzheimer's?* ）。网址：www.nytimes.com/2017/07/14/opinion/sunday/alzheimers-cure-south-america.html。本章的其他重要参考文献包括 Aaron Reuben 撰写的论文《空气污染和痴呆症的可怕真相》（*The Terrifying Truth About Air Pollution and Dementia* ），由他的母亲琼斯于 2015 年 6 月 24 日出版。网址：www.motherjones.com/environment/2015/06/air-pollution-ementia-alzheimers-brain。

《被污染的大脑》（*The Polluted Brain* ），作者 Emily Underwood，2017 年 1 月 26 日发表于《科学》杂志。网址：science.sciencemag.org/content/355/6323/342。

《这是空气污染和痴呆症之间的联系》（*This is the link between air pollution and dementia* ），作者凯莱布·芬奇和陈居泉，由世界经济论坛与《对话》合作于 2017 年 3 月 6 日出版。网址：www.weforum.org/agenda/2017/03/this-is-the-link-between-air-pollution-and-dementia。

《吸烟是导致阿尔茨海默病的一个危险因素：烟草行业从属关系的控制分析》（*Cigarette smoking is a risk factor for Alzheimer's disease: An analysis controlling for tobacco industry affiliation* ），作者 Janine K. Cataldo、Judith J. Prochaska 及 Stanton A. Glantz，发表于 Journal of Alzheimers Disease 19(2): 465–480 (2010)。网址：www.ncbi.nlm.nih.gov/pmc/articles/PMC2906761。

对于墨西哥城犬类的研究，我引用了 liliancalderón-Garcidues 等人的论文《暴露于空气污染物的犬类鼻腔和脑组织中的 DNA 损伤与慢性脑炎和神经退化的证据有关联》（*DNA damage in nasal and brain tissues of canines exposed to air pollutants is associated with evidence of chronic brain inflammation and neurodegeneration* ），发表于 Toxicologic Pathology 31: 524–538 (2003)。网址：journals.sagepub.com/doi/abs/10.1080/01926230390226645。

本章引用的戴尔·布里德森所说的话来自 Chris Kresserfor Revolution Health Radio 于 2016 年 7 月 14 日对他的采访。《RHR：从功能角度预防和治疗阿尔茨海默病——与戴尔·布里德森博士的访谈》（RHR: *Prevention and Treatment of Alzheimer's from aFunctional Perspective—With Dr. Dale Bredesen*）见于：chriskresser.com/prevention-and-treatment-of-alzheimers-from-a-functional-erspective-with-dr-dale-bredesen。

第 20 章：要治疗的是人，而不是疾病

2012 年 5 月 15 日，《纽约时报》发表了 Pam Belluck 的文章《新药试验寻求在阿尔茨海默氏病开始之前将其阻止》（*New Drug Trial Seeks to StopAlzheimer's Before It Starts*），这是关于哥伦比亚家族性阿尔茨海默病的一个重要信息来源。网址：www.nytimes.com/2012/05/16/health/research/prevention-is-goal-of-alzheimers-drug-trial.html。

除了我对他的采访之外，关于戴尔·布里德森治疗阿尔茨海默病的方法的信息来自以下文献：《逆转阿尔茨海默氏病》（*Reversing Alzheimer's Disease*），戴尔·布里德森于 2016 年 11 月 17 日在硅谷健康研究所发表的演讲。网址：www.youtube.com/watch?v= 6D5aA_-3Ip8&t=156s。

以及《认知衰退的逆转：一种新的治疗方案》（*Reversal of cognitive decline: a novel therapeutic program*），由戴尔·布里德森发表于 Aging (AlbanyNY) 6(9): 707–717 (2014)。网址：www.ncbi.nlm.nih.gov/pmc/articles/PMC4221920。

第 21 章：对衰老的研究——从实验到生活

关于白藜芦醇研究的信息来自 Richard Faragher、Lizzy Ostler 以及 Lorna Harries 于 2017 年 11 月 14 日在《对话》上发表的文章《浆果和红酒中发现的化合物可以使细胞再生，这是一项新的研究建议》（*Compound found in berries and red wine can rejuvenatecells, suggests new study*）。网址：theconversation.

com/compound-ound-in-berries-and-red-wine-can-rejuvenate-cells-suggests-new-study-86945。

这项研究的引语来自埃克塞特大学的新闻稿《老化细胞在关于衰老的突破性研究中恢复了活力》（*Old human cells rejuvenated in breakthrough discovery on ageing*）。网址：www.exeter.ac.uk/news/featurednews/title_620529_en.html。

皇家制药学会的数据 Ingrid Torjesen 于 2015 年 5 月 12 日发表在 The Pharmaceutical 上的文章《药物开发：药物从实验室到货架的旅程》（*Drug development: the journey of amedicine from lab to shelf*）。网址：www.pharmaceutical-journal.com/publications/tomorrows-pharmacist/drug-development-the-journey-of-a-medicine-from-lab-to-shelf/20068196.article。

美国的类似信息来自 FDAReview.org 发表的一份报告《药物开发和批准程序》（*The Drug Development and Approval Process*），这是独立研究所的一个项目。网址：www.fdareview.org/03_drug_development.php。

关于药物再利用的主要参考文献来源包括论文《药物重新定位：确定和开发现有药物的新用途》（*Drug repositioning: identifying and developingnew uses for existing drugs*），作者 Ted T. Ashburn 和 Karl B. Thor，发表于 Nature Reviews 3: 673–683(2004)。网址：www.nature.com/articles/nrd1468。

以及论文《为治疗新的病症而重新利用现有药物》（*Repurposing Existing Drugs for New Indications*），作者 Anna Azvolinsky，发表于 2017 年 1 月 1 日的《科学》杂志。网址：www.the-scientist.com/?articles.view/articleNo/47744/title/Repurposing-Existing-Drugs-for-New-Indications。

除了我自己对他的采访之外，斯蒂芬·S.霍尔在 2015 年 9 月 16 日的《科学》杂志上发表的专题文章《想要战胜衰老的人》（*The man who wants to beat back aging*）也提供了丰富的信息，让我了解到尼尔·巴茨莱的个人历史、思想观点和研究兴趣——以及关于 TAME 研究的背景信息。网址：www.sciencemag.org/news/2015/09/feature-man-who-wants-beat-back-aging。

关于英国进行二甲双胍研究的信息来自原创论文《2 型糖尿病患者能比非

糖尿病患者长寿吗？单独使用二甲双胍或磺脲治疗与匹配的非糖尿病对照组死亡率之对比》(*Can people with type 2 diabetes live longer than those without? A comparison of mortality in people initiated with metformin or sulphonylureamono therapy and matched, non-diabetic controls*), 作者 C. A. Bannister 等人, 发表于 Diabetes, Obesity and Metabolism 16: 1165–1173 (2014)。网址 : www.gwern.net/docs/longevity/2014-bannister.pdf。

关于 TAME 研究的信息有许多来源, 其中关键的参考文献是论文《二甲双胍作为治疗衰老的工具》(*Metformin as a tool to target aging*), 作者 Nir Barzilai、Jill P. Cradall、Stephen B. Kritchevsky 及 Mark A.Espeland, 发表于 Cell Metabolism 23: 1060–1065 (2016)。网 址 : www.cell.com/cell-metabolism/pdf/S1550-4131(16)30229-7.pdf。

对尼尔·巴茨莱的采访发表在 2015 年 3 月 Healthspan Campaign 的业务通讯上。网址 : www.healthspancampaign.org/2015/04/28/dr-nir-barzilai-on-he-tame-study。

以及 2017 年 8 月 29 日, 尼尔·巴茨莱撰写的 TEDMED 博客文章《二甲双胍和 TAME 试验 : 神奇药丸还是纪念工具？》(*Metformin and the TAME Trial: Magic Pill or Monumental Tool?*)。网址 : blog.tedmed.com/metformin-tame-trial-agic-pill-monumental-tool。

致谢

在报道科学时，我总是意识到，除了我能与之交谈的人之外，还有很多很多人其实也参与了我正在报道的研究工作。我要感谢这些研究人员，但因为本书试图覆盖一个内容庞杂的研究领域，所以在短暂的写作过程中我无法一一指出每位人士的具体贡献，甚至根本就没有提及他们所做的重要工作。对此，我只能深表歉意。尽管如此，你们发表的作品仍然极大地丰富了本书的写作内容，这让我感激不尽。

我想对自己在写作当中采访过的所有人表示诚挚的感谢。他们的故事和见解让我对人生有了一个全新的理解，并给我留下了许多值得回味的地方。我首先要特别感谢理查德·法拉格，他总是随时回答我的问题，并且充满热情、对我鼓励，有一种狂放不羁的风格（即使我在遇到困难的情况时也不时被他逗得笑出声来）。其次，我要感谢亲爱的朋友苏珊娜·切尔尼（Suzanne Cherney），她是一位无与伦比的编辑，对我的手稿进行了仔细阅读并提出充满智慧的评论（尽管我没有听从她的建议，删掉一两个可爱的苏格兰单词！）。此外，我要感谢布鲁姆斯伯里的出版人和编辑吉姆·马丁（Jim Martin）和安娜·麦克迪尔米德（Anna MacDiarmid），以及我在沃森利特有限公司的代理唐纳德·温彻斯特（Donald Winchester），感谢他们的热情支持；还有我在布鲁姆斯伯里的技术编辑利兹·德瑞维特（Liz Drewitt），感谢她对细节的一丝不苟并向我提供中肯的建议。

许多科学家虽然奋斗在科研前线，但显得特别慷慨，愿意挤出时间，给我答疑解惑并分享他们的故事。下面是我按字母顺序排列的他们的名字：彼得·亚当斯、朱莉·安德森、史蒂文·奥斯塔德、马克·巴格利、尼尔·巴茨莱、马克·布拉克斯特、戴尔·布里德森、朱迪思·坎皮西、马尔·卡梅纳、伊琳娜·康博、迈克·康博、林恩·考克斯、凯莱布·芬奇、戴维·杰姆斯、约翰·哈迪、彼得·亨特、亨利·贾斯珀、潘卡伊·卡帕希、布莱恩·肯尼迪、汤姆·柯克伍德、戈登·利斯高、珍妮特·洛德、扬科·尼科利奇-祖基奇、琳达·帕特里奇、艾玛·皮特、拉姆·拉奥、沃尔夫·赖克、马丁·罗索及托马斯·冯·茨格利尼基。巴克研究所的通信主任克里斯·瑞比洛（Kris Rebillot）也值得特别感谢，因为她在我访问加州期间对我表示热烈欢迎，并把我的日程安排得满满当当、效率极高。

最后，我要特别感谢马克·琼斯和他的母亲帕特·琼斯，并感谢约翰·詹宁斯，他在重病阴影下的个人生活故事深刻地提醒我们，努力理解衰老过程并设法预防或治疗其更令人痛苦的症状表现，不但具有重大意义，而且迫在眉睫。此外我还要特别感谢迪安·波默洛，他在自己的日常生活中学会并掌握了衰老科学，并向我们分享他的节食经验。